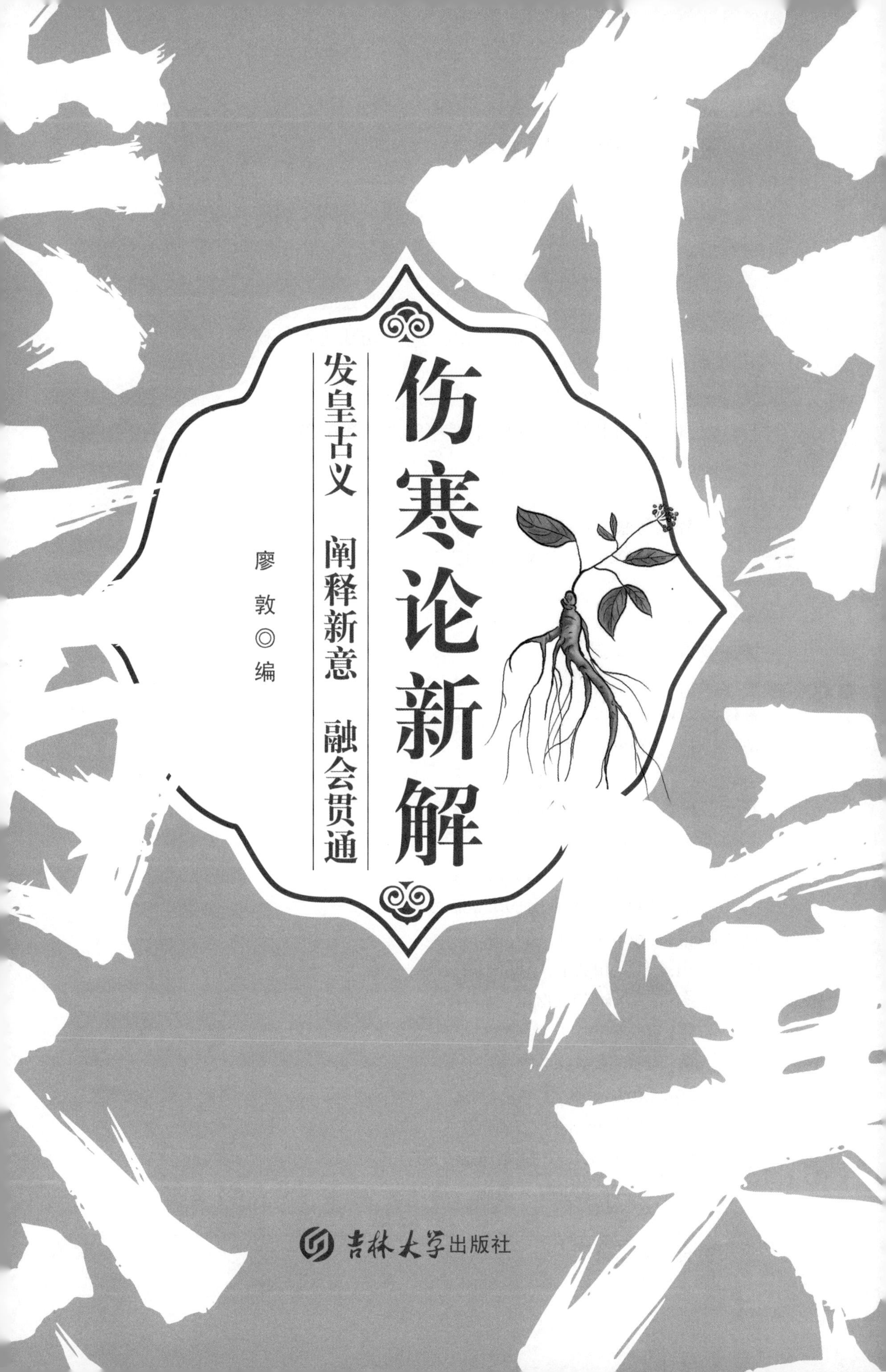
伤寒论新解
发皇古义 阐释新意 融会贯通
廖敦◎编
吉林大学出版社

图书在版编目（CIP）数据

伤寒论新解 / 廖敦编 . -- 长春 : 吉林大学出版社，2020.3
ISBN 978-7-5692-6207-0

Ⅰ . ①伤… Ⅱ . ①廖… Ⅲ . ①《伤寒论》－研究 Ⅳ . ① R222.29

中国版本图书馆 CIP 数据核字 (2020) 第 042706 号

书　　名：伤寒论新解
SHANGHAN LUN XINJIE

作　　者：廖　敦 编
策划编辑：曲天真
责任编辑：曲　楠
责任校对：张树臣
装帧设计：潇湘文化
出版发行：吉林大学出版社
社　　址：长春市人民大街 4059 号
邮政编码：130021
发行电话：0431-89580028/29/21
网　　址：http://www.jlup.com.cn
电子邮箱：jdcbs@jlu.edu.cn
印　　刷：东莞市比比印刷有限公司
开　　本：787mm×1092mm　1/16
印　　张：13.5
字　　数：250 千字
版　　次：2020 年 3 月　第一版
印　　次：2020 年 3 月　第一次
书　　号：ISBN 978-7-5692-6207-0
定　　价：56.00 元

编写说明

一、《伤寒论》条文，参考刘渡舟校注的明代赵开美《伤寒论》，但未录入辨脉法篇、平脉法篇、伤寒例篇、痓湿暍脉证篇、辨不可发汗篇、可发汗病脉证并治篇、辨发汗后脉证并治篇、辨不可吐篇、可吐篇、辨不可下篇、可下病脉证并治篇、发汗吐下后病脉证并治篇及林亿校注按语，并将“辨太阳病脉证并治上篇”至“辨阴阳易差后劳复病脉证并治篇”条文，依次编号，共计 398 条。

二、本书依据自己的理解，调整了部分条文次序，故本书条文序号显得跳跃而不连续。

三、本书条文逐一比对了《古本康平伤寒论》，并作相应说明。因《古本康平伤寒论》是按竖行书写，故将其顶格起文的条文，命名为“顶格文”；退一字格起文的条文，命名为“退 1 格文”；退两字格起文的条文，命名为“退 2 格文”；条文旁标注的文字，命名为“旁注文”；条文中间标识为插入的文字，命名为“插注文”。

四、条文方药用法中，原“右 × 味”，均按现代行文特点，统一改写“上 × 味”。

书中方药用量的度量衡，皆以其所在时代的度量衡为标准，而非现代剂量标准，临床需结合当今实际应用。

序 言

东汉末年问世的《伤寒杂病论》，可谓一生命运坎坷。一面世就遭遇战乱纷繁、民不聊生的时代。这一先天不足，造成它在当时未得以广泛流传，而是散落秘藏于仲景弟子及江南诸师之中，于是相隔不久的西晋太医令王叔和亦无缘得睹其原貌全貌。其后全力搜集散乱、遗存的仲景医书，加以整理，并置于其著作《脉经》卷 7、8、9 中而传于世。经当代中医文献学家钱超尘依据王肯堂所言考证，王叔和曾前后三次整理《伤寒杂病论》，并于第二次时按“三阴三阳”模式整理。奈何其后的南北朝，更是烽火连天，朝代更迭不已，以致于到了隋朝，竟连王叔和整理的、半吊子出身的《伤寒杂病论》，名医孙思邈亦无以得见，直至其晚年初唐时期，才得见《辨伤寒》，欣喜若狂而收录于《千金翼方》。传至宋代，《伤寒论》又复部分散佚，故北宋校正医书局在朝廷要求下，臣孙奇、林亿等再次担起重新整理《伤寒论》《金匮玉函经》的艰任。可到了明代，就连这可怜的宋版《伤寒论》，亦几乎不得见。今人所见的版本，实为明代收藏家赵开美依据宋代小字本版的《伤寒论》，重刻编辑而成。仲景医书正是由于这样多灾多难和反复经后人整理、编辑、注解，甚至依据自己的理解，挪移条文次序等，大大失去其原貌。加之竹简的脱简、虫蛀和错刻等因素及后人对条文理解的牵强附会、曲解，其真实学术思想，因被遮闭而未得到充分认识并流传，实乃中医传承的不幸和重大损失。所幸相传是日本遣唐使手抄例属于唐代后期的《古本康平伤寒论》，于 20 世纪 90 年代复传回我国，才得以所见较接近王叔和整理的《伤寒论》版本，实乃不幸中万幸。而今天我重注伤寒论，所参照的正是明代赵开美和《古本康平伤寒论》两个版本，但未录入被大家认为可能是后人辑入的辨脉法篇、平脉法篇、伤寒例篇、痉湿暍脉证篇、辨不可发汗脉证并治篇、可发汗病脉证并治篇、辨发汗后脉证并治篇、辨不可吐篇、辨可吐篇、辨不可下病脉证并治篇、可下病脉证并治篇及辨发汗吐下后病脉证并治篇。

相传千余年的《伤寒杂病论》，因其显著的疗效而被奉为中医的经典。历代的中医名家、大家更是研究伤寒论的好手，故《伤寒杂病论》对中医人的重要性，不言而喻。但由于上述所说的诸多原因，经典却或许从未被真正读懂过，大部分人可能只窥得其冰山一角或得到一定的临床启发而已，远未得到其真实的学术思想。经验、真知、困惑和谬误并存，是当前的中医经典学习及临床应用现状。早期，我由于无法窥见经典真知，亦未得到学校老师的解惑，所以从大学时代就播下了恐惧经典的种子，以致于长时间不愿再碰经典。中医人读不懂中医经典，这是何其可悲之事。我能否扯下此遮羞布？同行好友谢福贤，苦读十年伤寒论并娴熟运用，深深地刺激着我。人生当有担当，作为中医人，理应对中医的发展责无旁贷，为人类健康贡献绵力，从而不枉此生！于是，有了本书的诞生。愿本书的出现，能让中医人从此从故纸堆里解放出来，与现代医学、科学紧紧相拥，与时俱进，更好地为人类健康服务，这是我注书的最大目的和初心。

伤寒论，到底是一本什么书？其实，它通篇大部分是记录着师傅教徒弟：如何辨识病、疾病的病因分类；疾病的一般临床表现、兼夹症、特殊表现及发病机理；疾病的一般传变、特殊传变、误治后变化规律及其相应治疗原则和具体方案；疾病的预后、转归及注意事项等。它分明就是实打实的古代中医外感诊断治疗学。其诊断治疗模式是：病因 + 病位 + 病性 + 体质；注重病位、病因与病性的诊断，不重视脏腑辨证（与《金匮要略》明显不同），这是其特点与特色，有执简驭繁的临床实际应用效果。其建立的诊断治疗模式中，六纲辨证是其最重要的内容。后世杜撰的六经辨证或许就是一个错误，影响并误导了无数的中医，陷中医思想于泥潭之中而无法自拔。

我重新整理《伤寒论》取得的成效，主要有以下七方面：一、有力地论述了《伤寒论》是古代中医外感诊断治疗学。其诊断治疗模式是：病因 + 病位 + 病性 + 体质，且以六纲辨证为主。二、认识到外感疾病的一般传变规律是：

表证（太阳病）→半表半里证（少阳病）→里证
- 里热证、里实热证（阳明病）
  - 寒化 ↓ ↑ 热化
- 里虚寒证（太阴病，少阴病）
  - 热化 ↓ ↑ 寒化
- 里虚热证（厥阴病）

由实转虚

外感疾病的特殊传变规律是：合病、并病或直中。分①表、半表半里合病或并病；②表、里合病或并病；③半表半里、里合病或并病；④表、半表半里、里三合病或并病；⑤直中里病等五种情形。三、伤寒论是否有提纲论？到底什么是合病、并病和过经？为什么太阳病篇中会有少阳病、阳明病和少阴病？阳明病篇为什么会有太阳病、少阳病、太阴病和少阴病？为什么少阴病篇中会有太阳病、少阳病、阳明病、太阴病和厥阴病？怎样理解胃家实？小柴胡汤治热入血室吗？热入血室到底属何病？乌梅丸是厥阴病的主方吗？何为厥阴病？怎样理解麻黄升麻汤？针对这些历史遗留的疑难问题，均提出了自己的见解，并给予合理的解答。四、重新编排了伤寒论部分条文的次序，并将少阳病篇全部提至阳明病篇前；将太阳病下篇，原本可能属于太阳病中篇的条文重新回归；将厥阴病篇，原本可能属于少阴病篇的条文重新回归，使全书条文显得更合理、更具逻辑性，亦使得仲景的学术思想得以全面、科学的呈现。五、将温病按伤寒论的诊断模式、疾病传变规律，进行全面编辑，让寒、温统一论得以真正意义上的实现，减少了中医诊断模式多样化、不太切合临床的困扰，在一定程度上提高了中医诊断治疗的可重复性。六、全书坚持用伤寒论原文去论证，以己证己，除用药部分借用他书论述外，皆无以他论己。不迷信权威，坚定地提出自己的见解。七、提出“五脏六腑皆有表证，非独肺卫也”的观点。

远古时代，科技落后，不可能拥有现代先进设备、精细解剖、明确的病因病理学检测及身体物理检查手段。但远古的智者，却懂得通过观察大自然，知道有哪些气候分类、各自特点、变化规律、致病特点及机体对自然气候所表现出来的生理病理反应，建立六淫、身体病理产物（湿、痰饮、瘀、虫、毒）等分类式病因学；不必像现代医学一样，高度依赖科技手段去作微观精细的病因病理学检测与诊断，而是归类地、执简驭繁地形成中医特色病因诊断。没有现代精细解剖及检查设备定病位，古代智者却巧妙地运用表里病位概念 + 寒热虚实定性诊断，来诊治所有的疾病。就这样，一个科学而又有特色的“病因 + 病位 + 病性 + 体质”外感中医诊断治疗模式被创建起来，天人相应的思想与智慧亦一同被建立。这是古人何等的智慧啊！

最后，在本书即将付梓之际，真诚地感谢我的爱人、家人及医院各级领导，特别是潇湘文化的罗总经理，如果没有你们的鼓励与大力支持，我难以达此心愿，出版也不可能如此顺利，再次表示衷心感谢！

伤寒杂病论（原序）

论曰：余每览越人入虢之诊，望齐侯之色，未尝不慨然叹其才秀也。怪当今居世之士，曾不留神医药，精究方术，上以疗君亲之疾，下以救贫贱之厄，中以保身长全，以养其生，但竞逐荣势，企踵权豪，孜孜汲汲，惟名利是务，崇饰其末，忽弃其本，华其外而悴其内。皮之不存，毛将安附焉？卒然遭邪风之气，婴非常之疾，患及祸至，而方震栗。降志屈节，钦望巫祝，告穷归天，束手受败。赍百年之寿命，持至贵之重器，委付凡医，恣其所措。咄嗟呜呼！厥身已毙，神明消灭，变为异物，幽潜重泉，徒为啼泣。痛夫！举世昏迷，莫能觉悟，不惜其命，若是轻生，彼何荣势之云哉！而进不能爱人知人，退不能爱身知己，遇灾值祸，身居厄地，蒙蒙昧昧，惷若游魂。哀乎！趋世之士，驰竞浮华，不固根本，忘躯徇物，危若冰谷，至于是也！

余宗族素多，向余二百。建安纪年以来，犹未十稔，其死亡者，三分有二，伤寒十居其七。感往昔之沦丧，伤横夭之莫救，乃勤求古训，博采众方，撰用《素问》《九卷》《八十一难》《阴阳大论》《胎胪药录》，并平脉辨证，为《伤寒杂病论》，合十六卷，虽未能尽愈诸病，庶可以见病知源。若能寻余所集，思过半矣。

夫天布五行，以运万类；人禀五常，以有五脏。经络府俞，阴阳会通，玄冥幽微，变化难极。自非才高识妙，岂能探其理致哉！上古有神农、黄帝、岐伯、伯高、雷公、少俞、少师、仲文，中世有长桑、扁鹊，汉有公乘阳庆及仓公，下此以往，未之闻也。观今之医，不念思求经旨，以演其所知；各承家技，终始顺旧；省疾问病，务在口给；相对斯须，便处汤药；按寸不及尺，握手不及足；人迎趺阳，三部不参；

动数发息，不满五十；短期未知决诊，九候曾无仿佛；明堂阙庭，尽不见察，所谓窥管而已。夫欲视死别生，实为难矣！

孔子云：生而知之者上，学则亚之；多闻博识，知之次也。余宿尚方术，请事斯语。

试论仲景医书《伤寒论》的架构

由于历史的原因，前人整理出来的《伤寒论》条文，显得零乱、没有条理，更没有逻辑性，以致于大家难以理解它。《伤寒论》到底是一本讲述什么的书？一时间，大家或者会为之语塞。在回答这一问题前，我先带领大家看一下伤寒论的有关条文。

那就从太阳病上篇开始吧。1. 太阳之为病，脉浮，头项强痛而恶寒。2. 太阳病，发热汗出，恶风，脉缓者，名为中风。3. 太阳病，或已发热，或未发热，必恶寒，体痛，呕逆，脉阴阳俱紧者，名为伤寒。6. 太阳病，发热而渴，不恶寒者，为温病。若发汗已，身灼热者，名风温。风温为病，脉阴阳俱浮，自汗出，身重，多眠睡，鼻息必鼾，语言难出。若被下者，小便不利，直视失溲；若被火者，微发黄色，剧则如惊痫，时瘈疭；若火熏之，一逆尚引日，再逆促命期。7. 病有发热恶寒者，发于阳也。无热恶寒者，发于阴也。发于阳，七日愈。发于阴，六日愈。以阳数七阴数六故也。11. 病人身大热，反欲得衣者，热在皮肤，寒在骨髓也；身大寒，反不欲近衣者，寒在皮肤，热在骨髓也。4. 伤寒一日，太阳受之，脉若静者，为不传，颇欲吐，若躁烦，脉数急者，为传也。5. 伤寒二三日，阳明少阳证不见者，为不传也。8. 太阳病，头痛至七日以上自愈者，以行其经尽故也。若欲作再经者，针足阳明，使经不传则愈。9. 太阳病，欲解时，从巳至未上。10. 风家，表解而不了了者，十二日愈。**开篇的这十一条条文，只要稍稍地调整一下次序，其脉络就渐序地显现出了范式。先言太阳病的初起表现，紧接着讲述不同病因（风、寒、热）所致的太阳病表现及分类；然后，讲述表里病位及寒热病性的鉴别诊断。再接着讲如何判断疾病是否发生传变，疾病如何转归。又如：**288. 少阴病，下利，若利自止，恶寒而踡卧，手足温者，可治。289. 少阴病，恶寒而踡，时自烦，欲去衣被者，可治。290. 少阴中风，脉阳微阴浮者，为欲愈。295.少阴病，恶寒身踡而利，手足逆冷者，不治。296.少阴病，吐利、躁烦、四逆者，死。297.少阴病，下利（不）止而头眩，时时自冒者，死。298.少阴病，四逆，恶寒而身踡，脉不至，不烦而躁者，死。299.少阴病，六七日，息高者，死。300.少阴病，脉微细沉，但欲卧，汗出不烦，自欲吐。至五六日，自利，复烦躁不得卧寐者，死。**这不就是预后与转归吗？俨然就是疾病的鉴别诊断治疗学嘛！如觉得证据不充实，我们继续往下看。**

12.太阳中风，阳浮而阴弱。阳浮者，热自发；阴弱者，汗自出。啬啬恶寒，淅淅恶风，翕翕发热，鼻鸣干呕者，桂枝汤主之。95.太阳病，发热汗出者，此为荣弱卫强，故使汗出，欲救邪风者，宜桂枝汤。53.病常自汗出者，此为荣气和。荣气和者，外不谐，以卫气不共荣气谐和故尔。以荣行脉中，卫行脉外，复发其汗，荣卫和则愈，宜桂枝汤。13.太阳病，头痛发热，汗出恶风，桂枝汤主之。14.太阳病，项背强几几，反汗出恶风者，桂枝加葛根汤主之。23.太阳病，得之八九日，如疟状，发热恶寒，热多寒少，其人不呕，清（圊）便欲自可，一日二三度发，脉微缓者，为欲愈也。脉微而恶寒者，此阴阳俱虚，不可更发汗、更下、更吐也。面色反有热色者，未欲解也，以其不能得小汗出，身必痒，宜桂枝麻黄各半汤。24.太阳病，初服桂枝汤，反烦不解者，先刺风池、风府，却与桂枝汤则愈。25.服桂枝汤，大汗出，脉洪大者，与桂枝汤，如前法；若形似疟，一日再发者，汗出必解，宜桂枝二麻黄一汤。26.服桂枝汤，大汗出后，大烦渴不解，脉洪大者，白虎加人参汤主之。27.太阳病，发热恶寒，热多寒少，脉微弱者，此无阳也，不可发汗，宜桂枝二越婢一汤。28.服桂枝汤，或下之，仍头项强痛，翕翕发热，无汗，心下满微痛，小便不利者，桂枝去桂加茯苓白术汤主之。83.咽喉干燥者，不可发汗。84.淋家，不可发汗，发汗必便血。85.疮家，虽身疼痛，不可发汗，发汗则痓。86.衄家，不可发汗，汗出，必额上陷，脉急紧，直视不能眴，不得眠。87.亡血家，不可发汗，发汗则寒慄而振。88.汗家，重发汗，必恍惚心乱，小便已阴疼，与禹余粮丸。89.病人有（脏）寒，复发汗，胃中冷，必吐蛔。90.本发汗而复下之，此为逆也；若先发汗，治不为逆。本先下之而反汗之，为逆；若先下之，治不为逆。16.太阳病三日，已发汗，若吐、若下、若温针，仍不解者，此为坏病，桂枝不中与之也。观其脉证，知犯何逆，随证治之。桂枝本为解肌，若其人脉浮紧，发热汗不出者，不可与之也。常须识此，勿令误也。42.太阳病，外证未解，脉浮弱者，当以汗解，宜桂枝汤。43.太阳病，下之微喘者，表未解故也，桂枝加厚朴杏子汤主之。44.太阳病，外证未解，不可下也，下之为逆。欲解外者，宜桂枝汤。15.太阳病，下之后，其气上冲者，可与桂枝汤，方用前法，若不上冲者，不得与之。21.太阳病，下之后，脉促，胸满者，桂枝去芍药汤主之。111.太阳病中风，以火劫发汗，邪风被火热，血气流溢，失其常度。两阳相熏灼，其身发黄，阳盛则欲衄，阴虚小便难，阴阳俱虚竭，身体则枯燥。但头汗出，剂颈而还，腹满微喘，口干咽烂，或不大便。久则谵语，甚者至哕，手足躁扰，捻衣摸床，小便利者，其人可治。**症状及疾病的发生机理，疾病的一般情况，如何具体治疗？疾病发生变化、服药后出现变化或被误诊误治后，如何处理？治疗有哪些禁忌症？治疗原则是什么？皆一一交待清楚。这与现代的疾病诊断治疗学，有何不同呢？**

4.伤寒一日，太阳受之，脉若静者，为不传；颇欲吐，若躁烦，脉数急者，为传也。5.伤寒二三日，阳明少阳证不见者，为不传也。7.病有发热恶寒者，发于阳也；无热恶寒者，发于阴也。发于阳，七日愈。发于阴，六日愈。以阳数七阴数六故也。11.病人身大热，反欲得衣者，热在皮肤，寒在骨髓也；身大寒，反不欲近衣者，寒在皮肤，热在骨髓也。98.得病六七日，脉迟浮弱，恶风寒，手足温，医二三下之，不能食，而胁下满痛，面目及身黄，颈项强，小便难者，与柴胡汤，后必下重；本渴饮水而呕者，柴胡汤不中与也，食谷者哕。99.伤寒四五日，身热恶风，颈项强，胁下满，手足温而渴者，小柴胡汤主之。199.阳明病无汗，小便不利，心中懊侬者，身必发黄。200.阳明病，被火，额上微汗出而小便不利者，必发黄。142.太阳与少阳并病，头项强痛，或眩冒，时如结胸，心下痞硬者，当刺大椎第一间、肺俞、肝俞，慎不可发汗；发汗则谵语，脉弦，五日谵语不止，当刺期门。143.妇人中风，发热恶寒，经水适来，得之七八日，热除而脉迟身凉，胸胁下满如结胸状，谵语者，此为热入血室也。当刺期门，随其实而取之。228.阳明病下之，其外有热，手足温，不结胸，心中懊侬，饥不能食，但头汗出者，栀子豉汤主之。229.阳明病，发潮热，大便溏，小便自可，胸胁满不去者，与小柴胡汤。230.阳明病，胁下硬满，不大便而呕，舌上白胎者，可与小柴胡汤。上焦得通，津液得下，胃气因和，身濈然汗出而解。231.阳明中风，脉弦浮大，而短气，腹都满，胁下及心痛，久按之气不通，鼻干，不得汗，嗜卧，一身及目悉黄，小便难，有潮热，时时哕，耳前后肿。刺之小差，外不解。病过十日，脉续浮者，与小柴胡汤。320.少阴病，得之二三日，口燥咽干者，急下之，宜大承气汤。321.少阴病，自利清水，色纯青，心下必痛，口干燥者，可下之，宜大承气汤。322.少阴病六七日，腹胀不大便者，急下之，宜大承气汤；339.伤寒热少微厥，指头寒，嘿嘿不欲食，烦躁。数日，小便利，色白者，此热除也，欲得食，其病为愈；若厥而呕，胸胁烦满者，其后必便血。340.病者手足厥冷，言我不结胸，小腹满，按之痛者，此冷结在膀胱关元也。350.伤寒，脉滑而厥者，里有热，白虎汤主之。**这不是鉴别诊断吗？这也是为什么阳明病篇会出现栀子豉汤证、小柴胡汤证、四逆汤证及少阴病篇会出现大承气汤、小柴胡汤证、四逆散证、白虎汤证的缘由，因为它们是类证鉴别，因鉴别诊断的需要而出现。另外，伤寒论同一条文中存在类证鉴别、鉴别诊断的，也比比皆是。如：**37.太阳病，十日以去，脉浮细而嗜卧者，外已解也；设胸满胁痛者，与小柴胡汤；脉但浮者，与麻黄汤。38.太阳中风，脉浮紧，发热恶寒，身疼痛，不汗出而烦躁者，大青龙汤主之。若脉微弱，汗出恶风者，不可服之。服之则厥逆，筋惕肉瞤，此为逆也。39.伤寒、脉浮缓，身不疼，但重，乍有轻时，无少阴证者，大青龙汤发之。123.太阳病，过经十余日，心下温温欲吐，而胸中痛，大便反溏，腹微满，郁郁微烦，先此时自极吐下者，与调胃承气汤。若不尔者，不可与。但欲呕，胸中痛，微溏者，此非柴胡汤证，以呕，故知极吐下也。136.伤寒十余日，热结在里，复往来寒热者，与大柴胡汤；但结胸，无大热者，此为水结在胸胁也，但头微汗出者，大陷胸汤主之。149.伤寒五六日，呕而发热者，柴胡汤证具。而以他药下之，柴胡证仍在者，复与柴胡汤。此虽已下之，不为逆，必蒸蒸而振，却发热汗出而解。若心下满而硬痛者，此为结胸也，大陷胸汤主之；但满而不痛者，此为痞，柴胡不中与之，宜半夏泻心汤。156.本以下之，故心下痞，与泻心汤；痞不解，其人渴而口燥烦，小便不利者，五苓散主之。159.伤寒，服汤药，下利不止，心下痞硬。服泻心汤已，复以他药下之，利不止。医以理中与之，利益甚。理中者，理中焦，此利在下焦，赤石脂禹余粮汤主之。复不止者，当利其小便。**从上可以看出，鉴别诊断是伤寒论的重中之重。仲景不厌其烦地教导我们如何类证鉴别，目的就是为了提高我们的诊疗水平，减少误诊，更好地为患者服务。所以，我认为《伤寒论》就是一部实打实的古代中医外感诊断治疗学。既然它是古代中医外感诊断治疗学，那它的诊断模式是什么呢？疾病的发展、传变规律又是怎样的呢？下面接着论述仲景医学最重要的学术思想。**

2.太阳病，发热汗出，恶风，脉缓者，名为中风。3.太阳病，或已发热，或未发热，必恶寒，体痛，呕逆，脉阴阳俱紧者，名为伤寒。4.太阳病，发热而渴，不恶寒者，为温病。若发汗已，身灼热者，名风温。风温为病，脉阴阳俱浮，自汗出，身重，多眠睡，鼻息必鼾，语言难出。若被下者，小便不利，直视失溲；若被火者，微发黄色，剧则如惊痫，时瘈疭；若火熏之，一逆尚引日，再逆促命期；《伤寒论·辨痉湿暍病脉证第四》："太阳中暍，发热恶寒，身重而疼痛，其脉弦细芤迟。小便已，洒洒然毛耸，手足逆冷，小有劳，身即热，口开，前板齿燥。若发汗，则恶寒甚；加温针，则发热甚；数下之，则淋甚；湿家之为病，一身尽疼，发热，身色如熏黄也；病者一身尽疼，发热，日晡所剧者，此名风湿。此病伤于汗出当风，或久伤取冷所致也。"**仲景开篇即言太阳病中风、伤寒、温病、中暍、湿家、风湿等，且全书的后面陆续言及水气、痰饮、瘀血、宿便宿食病理产物等致病因素，表明他的诊断模式，首重病因分类诊断。**

34.太阳病，桂枝证，医反下之，利遂不止。脉促者，表未解也，喘而汗出者，葛根黄芩黄连汤主之。46.太阳病，脉浮紧，无汗，发热，身疼痛，八九日不解，表证仍在，此当发其汗。服药已微除，其人发烦，目瞑，剧者必衄，衄乃解。所以然者，阳气重故也。麻黄汤主之。51.脉浮者，病在表，可发汗，宜麻黄汤。56.伤寒，不大便六七日，头痛有热者，与承气汤，其小便清者，知不在里，仍在表也，当须发汗；若头痛者，必衄，宜桂枝汤。91.伤寒，医下之，续得下利，清谷不止，身疼痛者，急当救里。后身疼痛，清便自调者，急当救表。救里，宜四逆汤；救表，宜桂枝汤。285.少阴病，脉细沉数，病为在里，不可发汗。74.中风发热，六七日不解而烦，有表里证，渴欲饮水，水入则吐者，名曰水逆，五苓散主之。163.太阳病，外证未除，而数下之，遂协热而利，利下不止，心下痞硬，表里不解者，桂枝人参汤主之。252.伤寒六七日，目中不了了，睛不和，无表里证，大便难，身微热者，此为实也。急下之，宜大承气汤。**上述言及"表""里""表里"的条文达49条，如果包括"外、外证"等含有表证之意的条文，则多达60余条。这在"辨太阳病脉证并治上篇"至"辨阴阳易差后劳复病脉证并治"的总共398条文中，是极不寻常的现象，充分说明仲景十分重视表里病位诊断。**

68.发汗，病不解，反恶寒者，虚故也。芍药甘草附子汤主之。70.发汗后，恶寒者，虚故也；不恶寒，但热者，实也。当和胃气，与调胃承气汤。115.脉浮热甚，而反灸之，此为实。实以虚治，因火而动，必咽燥吐血。210.夫实则谵语，虚则郑声。郑声者，重语也。直视谵语，喘满者死，下利者亦死。252.伤寒六七日，目中不了了，睛不和，无表里证，大便难，身微热者，此为实也。急下之，宜大承气汤。330.诸四逆厥者，不可下之，虚家亦然。《金匮要略·腹满寒疝宿食病脉证治第十》："病者腹满，按之不痛为虚，痛者为实，可下之。"《金匮要略·痰饮咳嗽病脉证并治第十二》："膈间支饮，其人喘满，心下痞坚，面色黧黑，其脉沉紧，得之数十日，医吐下之不愈，木防己汤主之。虚者即愈，实者三日复发，复与不愈者，宜木防己汤去石膏加茯苓芒硝汤主之。"141.病在阳，应以汗解之，反以冷水潠之，若灌之，其热被劫不得去，弥更益烦，肉上粟起，意欲饮水，反不渴者，服文蛤散；若不差者，与五苓散。寒实结胸，无热证者，与三物小陷胸汤，白散亦可服。《金匮要略·痰饮咳嗽病脉证并治第十二》："夫病人饮水多，必暴喘满。凡食少饮多，水停心下，甚者则悸，微者短气。脉双弦者，寒也。皆大下后，里虚。脉偏弦者，饮也。"以上条文表明，伤寒论除了重视表里病位诊断外，尚建立了寒热虚实的病性诊断。另外，《伤寒论》及《金匮要略》还言及"酒客、喘家、冒家、汗家、虚家、羸人、强人"等表述，亦表明仲景尚有注重体质的思想。综上所述，我认为伤寒论的诊断模式为"病因+病位+病性+体质"，且以"表里寒热虚实"的六纲辨证为主。这种诊断模式，或许是由仲景及其弟子等后人渐序形成。这一诊断模式的诞生，让后人从此告别了机械的方证对应诊治方法，诊断自此有了一定的标准与规范，这对落后的古代来说，是划时代的进步。还原出伤寒论的疾病诊断治疗模式后，疾病的一般传变规律及特殊传变规律的呈现，就显得水到渠成。外感疾病的一般传变规律是：

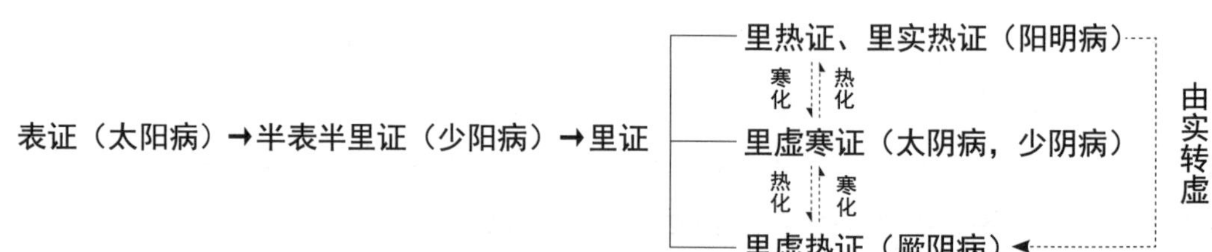

特殊传变规律是：合病、并病或直中；分①表、半表半里合病或并病；②表、里合病或并病；③半表半里、里合病或并病；④表、半表半里、里三合病或并病；⑤直中里病等五种情形。由于摸索清楚了伤寒论的疾病诊断治疗模式和传变规律，所以不合理的、零乱的条文次序重排，亦变得顺理成章。

《伤寒论》因多种原因而散落民间，传抄错刻、脱简、虫蛀的发生，加之古代没

有标点符号，段落标志不明显等，故后人的错误理解亦变得在所难免。另外，条文的次序混乱或被挪移，大大改变了其原貌，致使后世的注解变得错上加错、牵强附会。这现象比对明·赵开美版《伤寒论》，或许可以窥见端倪。如：27.太阳病，发热恶寒，热多寒少，脉微弱者，此无阳也，不可发汗，宜桂枝二越婢一汤。28.服桂枝汤，或下之。仍头项强痛，翕翕发热，无汗，心下满微痛，小便不利者，桂枝去桂加茯苓白术汤主之。在康平本伤寒论中，断为同一条文。58.凡病，若发汗，若吐，若下，若亡血，亡津液，阴阳自和者，必自愈。62.发汗后，身疼痛，脉沉迟者，桂枝加芍药生姜各一两人参三两新加汤主之。**在《古本康平伤寒论》中，第62条文就是第58条文的下一条文，而非中间还隔着另外三条文。**67.伤寒，若吐、若下后，心下逆满，气上冲胸，起则头眩，脉沉紧，发汗则动经，身为振振摇者，茯苓桂枝白术甘草汤主之。68.发汗，病不解，反恶寒者，虚故也，芍药甘草附子汤主之。69.发汗，若下之，病仍不解，烦躁者，茯苓四逆汤主之。70.发汗后，恶寒者，虚故也；不恶寒，但热者，实也。当和胃气，与调胃承气汤。**在《古本康平伤寒论》中，67、68、69、70为同一条文。**80.伤寒，医以丸药大下之，身热不去，微烦者，栀子干姜汤主之。59.大下之后，复发汗，小便不利者，亡津液故也。勿治之，得小便利，必自愈。60.下之后，复发汗，必振寒，脉微细。所以然者，以内外俱虚故也。61.下之后，复发汗，昼日烦躁不得眠，夜而安静，不呕，不渴，无表证，脉沉微，身无大热者，干姜附子汤主之。**在《古本康平伤寒论》中，第59、60、61条文，却列在第80条文下。**81.凡用栀子汤，病人旧微溏者，不可与服之。**则列于第80条文的栀子干姜汤用法后。**85.疮家，虽身疼痛，不可发汗，汗出则痓。86.衄家，不可发汗，汗出，必额上陷，脉急紧，直视不能眴，不得眠。87.亡血家，不可发汗，发汗则寒慄而振。88.汗家，重发汗，必恍惚心乱，小便已阴疼，与禹余粮丸。**在《古本康平伤寒论》中，第85、86合为同一条文，第87、88合为同一条文。**153.太阳病，医发汗，遂发热恶寒，因复下之，心下痞。表里俱虚，阴阳气并竭，无阳则阴独，复加烧针，因胸烦，面色青黄，肤瞤者，难治。今色微黄，手足温者，易愈。154.心下痞，按之濡，其脉关上浮者，大黄黄连泻心汤主之。155.心下痞，而复恶寒汗出者，附子泻心汤主之。156.本以下之，故心下痞，与泻心汤；痞不解，其人渴而口燥烦，小便不利者，五苓散主之。**在《古本康平伤寒论》中，153、154、155、156为同一条文。**364.下利清谷，不可攻表，汗出必胀满。366.下利，脉沉而迟，其人面少赤，身有微热，下利清谷者，必郁冒汗出而解，病人必微厥。所以然者，其面戴阳，下虚故也。在《古本康平伤寒论》中，第 364 条文反与第 366 条文为同一条文。所以当今所看到的伤寒论条文次序，或许存在着许多错误，致使我们理解起来困难重重。我在摸索清楚《伤寒论》脉络后，按照自己的理解，将其条文次序作必要的调整，甚至将少阳病篇全部提至阳明病篇前；将太阳病下篇，原本可能属于太阳病中篇的条文重新回归；将厥阴病篇，原本可能属于少阴病篇的条文重新回归，使之显得更合理、更有逻辑性。这或许未必是其本来的面目，但使之更容易被大家理解，其学术思想亦得到更充分地体现，何尝不失为一种好探索呢？

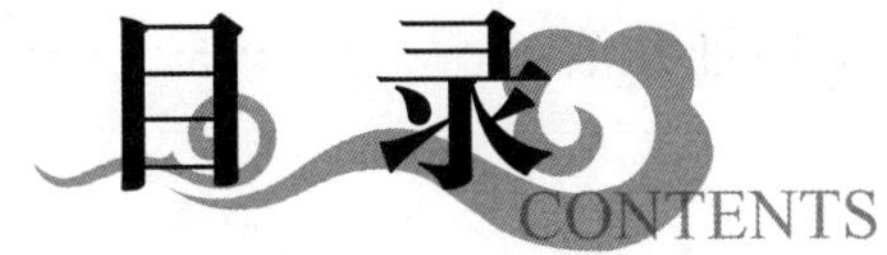
目录
CONTENTS

辨太阳病脉证并治（上）

注：此篇名在古本康平伤寒论中写作“辨大阳病”。康平本中，凡“太”皆写为“大”，后不赘述。

1. 太阳之为病，脉浮，头项强痛而恶寒。

阐释： 本条文为康平本伤寒论顶格文。

既往多数人认为，本条文乃太阳病提纲或总纲，即所谓的“提纲论”。若如此，“脉浮，头项强痛而恶寒”当是太阳病必有之证候。但事实如此吗？其实，无论是从太阳病众多条文，还是从临床实际表现来看，其远未能概括太阳病或起到提挈作用。那它为什么置于篇首呢？或许它只是太阳病表证，所表现出来的初起症状或一般临床表现吧。依据《金匮要略·藏腑经络先后病脉证第一》：“问曰：阳病十八何谓也？师曰：头痛、项、腰、脊、臂、脚掣痛”可知，头项、四肢，是机体最阳部、表部的地方，故出现“脉浮，头项强痛”，是机体表部病变的明确表征。置于篇首，乃是提醒大家，但凡患者出现此证候或属于表部症征时，属表部病变无疑，是仲景诊断表证（太阳病）初起的具体示范。若能如此正确理解，就很容易明白，为什么我们感冒时首先表现为头痛、鼻塞、流涕、咽痛、颈项疼痛、腰背、四肢不适或疼痛，因为它们皆属机体表部。然而，我们知道疾病的临床表现是千变万化的，而且后面我还会论述“五脏六腑皆有表证，非独肺卫也”的观点，五脏六腑的表证各有不同，所以万万不能机械地把“脉浮，头项强痛而恶寒”，作为判断是否为太阳病的金标准，它只不过是太阳病初起症状之一而已。若非如此，则是背离伤寒论主旨思想的。故临证当懂得常与变，即应注意疾病的初起症状、一般情况，与兼夹证、类似证、特殊情况、传变证或误治后坏病相鉴别，而不是把本条文作为太阳病提纲去理解。

通篇的伤寒论其实主要就是讲述鉴别诊断及其相应证治方法。若能如此理解，或许我们就不再觉得伤寒论艰涩难明，或许我们就更能真正领会伤寒论的精神实质，从而灵活、精准地运用伤寒论方剂，而不是盲人摸象般、黑灯下瞎抓、撞中式地运用伤寒方治疗患者。

2. 太阳病，发热，汗出，恶风，脉缓者，名为中风。

阐释： 本条文为康平本伤寒论顶格文。

汗出与否，是判断太阳病中风还是伤寒的一个重要症状，这是众多医家的共识。但太阳病中风证为什么汗出？为什么用桂枝汤呢？过去多认为它是表阳虚证。事实如此吗？我觉得值得商榷！太阳病中风，风邪袭表，风性开泄，腠理开而汗出是也，故不能仅凭“汗出”就说太阳病中风为表阳虚或虚人感冒。尚且“脉缓”更是平人的脉像，而决非虚人之脉像，故太阳病中风，实为平人感受风邪所致的一种感冒轻证而已，即百姓口中的伤风感冒；同理，太阳病伤寒，乃寒邪致病，寒性收引、凝滞，故无汗、恶寒、体痛而脉紧。这大概才是其本质机理。最后，从下一条文的“必恶寒”看，恶寒是太阳病伤寒的主症。

3. 太阳病，或已发热，或未发热，必恶寒，体痛，呕逆，脉阴阳俱紧者，名为伤寒。

阐释： 本条文为康平本伤寒论顶格文。

从本条文看，大家还觉得患流行性感冒，感染病毒时，就一定要用温病方剂清热解表吗？临床碰到普通感冒患者，出现太阳病伤寒时，依然畏麻黄汤峻烈如虎狼吗？

太阳病中风，恶风，指外感时，风吹袭过来，身上有怕冷的感觉，但身上穿衣并不多；太阳病伤寒，恶寒，则指不管有无风吹袭，身上均觉得冷，穿衣较多或厚。两者有所区别。

以上三条文，在康平本伤寒论中均为顶格文，被认为是仲景伤寒论原文。

6. 太阳病，发热而渴，不恶寒者，为温病。若发汗已，身灼热者，名风温。风温为病，脉阴阳俱浮，自汗出，身重，多眠睡，鼻息必鼾，语言难出。若被下者，小便不利，直视失溲；若被火者，微发黄色，剧则如惊痫，时瘛疭；若火熏之，一逆尚引日，再逆促命期。

阐释：本条文在康平本伤寒论中为独立的四条文，而非同一条文。其中“太阳病，发热而渴，不恶寒者，为温病”“风温为病，脉阴阳俱浮，自汗出，身重，多眠睡，鼻息必鼾，语言难出”为康平本伤寒论两条顶格文；“若发汗已，身灼热者，名风温”“若被下者，小便不利，直视失溲；若被火者，微发黄色，剧则如惊痫，时瘛疭；若火熏之，一逆尚引日，再逆促命期”为康平本伤寒论退 1 格文。有学者认为退 1 格文多数是对仲景伤寒论原文的补充解释，可能系仲景弟子或传人所补入，有一定的参考价值。

从“太阳病，发热而渴，不恶寒者，温病也”可推知，口渴乃是热邪致病的主症之一。然后，再详尽地描述了温病表证，误治后的传变、转归及预后。

本条文的“风温”与明清温病的风温，有明显不同。从其临床表现可推知，伤寒论风温，或许是温病的一种特殊类型；它病情较重，传变迅速，若被误治，预后不良，颇似后世的温疫病。

“风温之为病，脉阴阳俱浮，自汗出，身重，多眠睡，鼻息必鼾，语言难出”，依据伤寒论后面条文学习，或许宜白虎汤主之；“若被下者，小便不利，直视失溲”者，或许宜调胃承气汤主之。此处的“溲”，依据前有“小便不利”，后又重复曰“失溲”推断，或指没有大便，而非指小便失禁。因汉代的“溲”是可指大便或小便的，非独指小便。如《史记·扁鹊仓公列传》：“齐郎中令循病，众医皆以为蹷入中，而刺之。臣意诊之，曰：‘涌疝也，令人不得前后溲。’循曰：‘不得前后溲三日矣。’臣意饮以火齐汤，一饮得前后溲，再饮大溲，三饮而疾愈”。

“若被火者，微发黄色，剧则如惊痫，时瘛疭”，或许宜桃核承气汤或抵当汤主之。若火熏之，一逆再逆者，则促命期。

7. 病有发热恶寒者，发于阳也；无热恶寒者，发于阴也。发于阳，七日愈；发于阴，六日愈。以阳数七，阴数六故也。

阐释： 本条文为康平本伤寒论退 2 格文。

本条文中的“阴阳”有两重含义。“病有发热恶寒者，发于阳也；无热恶寒者，发于阴也。发于阳，七日愈；发于阴，六日愈。”此句中的阴阳，其实是表里，而非阴阳学说中的阴阳概念。指发热恶寒者，表证也；无热恶寒者，里证也；是仲景表里病位诊断的首次体现。“发热恶寒”是太阳病的特点与主症，是表证与里证的鉴别诊断条文。“以阳数七阴数六故也”的“阴阳”则是阴阳学说中的阴阳概念。在《黄帝内经》运气学说中，火数为七，水数为六，而表属于阳，里属于阴，故曰：“发于阳，七日愈；发于阴，六日愈。”

11. 病人身大热，反欲得衣者，热在皮肤，寒在骨髓也；身大寒，反不欲近衣者，寒在皮肤，热在骨髓也。

阐释： **本条文为康平本伤寒论退 1 格文，属病性鉴别诊断条文，而非传统认为的论真寒假热证或真热假寒证。**

“病人身大热，不欲近衣者，热也；若反欲得衣者，寒矣。身大寒，欲得衣者，寒也；若反不欲近衣者，热矣”，故本条文实乃寒热病性的鉴别诊断。以上开篇的数条条文，事实已隐约地告示我们，伤寒论是按病因（中风、伤寒、温病等）、病位（表里）、病性（寒热）、体质的模式，进行疾病诊断及鉴别诊断的。

4. 伤寒一日，太阳受之，脉若静者，为不传；颇欲吐，若躁烦，脉数急者，为传也。

阐释： 本条文为康平本伤寒论退 2 格文。

此条文为判断疾病是否发生传变的具体范例。

“身静、神静、脉静”等表现为“静”之象者，为不传；“吐、下利、烦躁、惊痫、谵语、脉数急”等表现为“动”之象者，乃传变之征。故其为疾病是否发生传变的重要鉴别诊断条文。

5. 伤寒二三日，阳明、少阳证不见者，为不传也。

阐释： 本条文为康平本伤寒论退 2 格文。

“伤寒二三日，阳明、少阳证不见者，为不传也”的表述，清晰地表明，未越原病位，不见下一病位阶段者，亦为疾病没有发生传变的表现，是判断疾病是否发生传变的又一重要方法。

另外，从 4、5 条文来看，是否暗示着，太阳病伤寒较太阳中风证更易于发生传变，且变化迅速？

8. 太阳病，头痛至七日以上自愈者，以行其经尽故也。若欲作再经者，针足阳明，使经不传则愈。

阐释： 本条文为康平本伤寒论退 2 格文。

太阳病，表证也。表位，在阴阳学说概念中属阳，而阳数为七，故体质稍强者，太阳病，头痛至七日以上，未见阳明、少阳证者，将自愈。若过越病位，欲见阳明证者，针足阳明，使其不传，则病退；不然，则病进也。

这是仲景应对疾病传变时，使用截断疗法的具体措施体现，亦是“既病防变”思想的充分体现。

9. 太阳病，欲解时，从巳至未上。

10. 风家，表解而不了了者，十二日愈。

备注：第 4、5、8、9、10 条文在康平本伤寒论中为退 2 格文，有学者认为此类条文非仲景伤寒论原文，可能是后人为补充说明或注解而混入，其中可能存在不少错误阐释。

小结：阅读至此，大家是否隐约感觉到，张仲景已暗暗地给我们设计了一张疾病诊断治疗蓝图？我仿佛依稀地听见，他在绘声绘色地讲述着他的疾病认识观和诊断治疗观。开篇首列疾病初起临床症状，目的在于，方便与兼夹证、类似证、传变证、误治后坏病等相鉴别。接着隐晦地介绍了病因（中风、伤寒、温病、中暍、风湿）、病位（表里）、病性（寒热虚实）、体质的三维疾病诊断模式。随后，又简略地讲述了疾病的发生机理、传变规律、治疗原则及预后转归等。

随着后面条文的不断学习，大家兴许会有趣地发现，部分条文还简要地讲述了症状发生原理及疾病病机。与现代疾病诊断治疗学相较，简直如出一辙。至此，不禁对古人的智慧产生浓浓的敬意。此时此刻，或许大家难免仍觉得有些主观。不急，后面的解读会越来越彰显这一见解。古人在科技极其落后、缺乏先进设备等情况下，设计出“病因 + 病位 + 病性 + 体质”的三维疾病诊断模式，这是何等科学及相对精准！

在本书中，我将沿着“太阳病（表证、表证与半表半里合病、表里同病、三阳合病）、少阳病（半表半里证、半表半里与里证合病）、阳明病（里热证、里热实证），太阴病、少阴病（里虚寒证）及厥阴病（里虚热证）”这一疾病传变规律主线而阐释；每篇则按疾病的一般情况、兼夹证、特殊情况、类似证、传变证及误治后证治等顺序为辅线，两条轴线齐头并进，进行条文次序重排，使得条文之间显得更合理、更有联系性和逻辑性。

仲景不厌其烦、手把手地教我们如何认识疾病，如何诊断及鉴别诊断，如何正确地认识疾病的一般传变规律及特殊传变规律，如何具体地相应治疗，等等，一幅幅精妙的病案书卷，将在我们眼前靓丽地展开。

12. 太阳中风，阳浮而阴弱。阳浮者，热自发；阴弱者，汗自出。啬啬恶寒，淅淅恶风，翕翕发热，鼻鸣干呕者，桂枝汤主之。

桂枝汤方

桂枝三两（去皮）　芍药三两　甘草二两（炙）　生姜三两（切）　大枣十二枚（擘）

上五味，㕮咀三味，以水七升，微火煮取三升，去滓，适寒温，服一升。服已须臾，啜热稀粥一升余，以助药力。温覆令一时许，遍身漐漐微似有汗者益佳，不可令如水流漓，病必不除。若一服汗出病差，停后服，不必尽剂。若不汗，更服依前法。又不汗，后服小促其间，半日许，令三服尽。若病重者，一日一夜服，周时观之。服一剂尽，病证犹在者，更作服。若不汗出，乃服至二三剂。禁生冷、黏滑、肉面、五辛、酒酪、臭恶等物。

阐释：桂枝汤用法中的"漐漐微似有汗"，漐与蛰的构字方式相同，"漐漐"形容遍身微汗出时，如蛰虫苏醒般，微微蠕动的毛孔张开感。

《名医别录》："桂，味甘辛，大热，有毒。主温中，利肝肺气，心腹寒热……头痛，腰痛，出汗，止烦，止唾、咳嗽、鼻（鸣）""芍药，味酸，微寒，有小毒。主通顺血脉，缓中，散恶血，逐贼血，去水气，利膀胱、大小肠，消痈肿，时行寒热"；《神农本草经》："大枣：味甘平。主心腹邪气……补少气，少津液……和百药"。由此可见，桂枝汤确有助阳解表、调营和卫的功能。

本条文为康平本伤寒论顶格文，其中"阳浮者，热自发；阴弱者，汗自出"为旁注文，旁注系后人整理时，作为注释而加，亦可能存在不少错误。

95. 太阳病，发热汗出者，此为荣弱卫强，故使汗出，欲救邪风者，宜桂枝汤。

阐释：本条文为康平本伤寒论退 2 格文。

桂枝汤为治疗表阳虚证方药的传统认识，或许主要依据以上两条文"阴弱者，汗自出和荣弱卫强"的表述。古本伤寒论的"卫强"，原本或许写作"卫彊"，可能是后来校注时，认为"彊"为"强"的别体，而更改过来的。另从第 53 条文"病常自汗出者，此为荣气和。荣气和者，外不谐，以卫气不共荣气谐和故尔"和第 54 条文"病人藏无他病，时发热、自汗出而不愈者，此卫气不和也"来看，荣弱卫强的"弱"字，或许是原文脱字后，依据错误的"卫强"而补入；"荣和卫彊"的表述或许更具合理性。

因古代"彊"可指代"强"，致使校注时，错误地理解"彊"为强壮的意思，于是在翻版刻印时，将"卫彊"换成了"卫强"；因强与弱对仗，故补入"荣弱"，亦变得理所当然。其实"卫彊"的"彊"字，不是强壮的意思。如果"彊"在此处是强壮的意思，那么，卫气强，正气充足，病邪何以得入？事实上，"彊"字与"强"字是有区别的，并不能等同，只是其引申义在某些时候，有部分相同意思而已。"彊"字的甲骨文本义为：士兵持弓箭，守卫疆土边界之意。故"卫彊"为卫气守护于外之意。卫气护于外，与入侵之邪相争于表，故发热；病初起，邪在卫表，尚未入里，荣气尚和。荣气和，营液充足，随卫气抗邪而外出，故汗出矣；其次，太阳病中风，乃风邪袭表，风性开泄，故腠理开而汗出。故汗出是太阳病中风，肌表开的特征，与太阳病伤寒，肌表郁闭无汗，形成鲜明的比对及鉴别。由此可见，桂枝汤不应当仅被理解为治疗表阳虚证而设。更何况，参看所有桂枝汤主证之条文，亦找不出表阳虚证的确切证据。桂枝汤其实是治疗风邪袭表所致之太阳病，是平人感受风邪之表证，而非表阳虚证。风邪初起，正气未损，但不足以驱邪外出，故予桂枝甘草辛甘助阳，鼓舞正气，驱邪外出；佐以芍药大枣，一是防桂枝甘草辛温发散太过，阳气与营液外泄过多；二是益气生津以固营，防邪入里是也。虽桂枝、桂枝汤有扶阳补益、强壮机体等作用，可用治于表阳虚证，但并不等同它是为治疗表阳虚证而设。如此正确理解桂枝、桂枝汤，则更容易明白仲景之桂枝汤加减法、变法，为何如此广泛；亦能明白为何后世扶阳派，认为桂枝法乃伤寒第一大法。表证有桂枝汤证、小青龙汤证；半表半里有柴胡桂枝汤证；里证有小建中汤证、《金匮要略》的黄芪建中汤证、当归建中汤证及温经汤证等，它们均包含有桂枝汤，桂枝汤通治表里上下，值得我们大力研究，继续发掘其潜在作用。

53. 病常自汗出者，此为荣气和。荣气和者，外不谐，以卫气不共荣气谐和故尔。以荣行脉中，卫行脉外，复发其汗，荣卫和则愈，宜桂枝汤。

阐释： 本条文为康平本伤寒论退 1 格文。

平素机体卫气行于脉外，以温煦、护卫肌表；营气行于脉中，护里而助表，卫气与营气共谐和，故机体无恙。今卫气不足，外邪来犯，邪与卫气相争，故曰“外不谐”；外邪初犯，与卫气相争，卫气虽受损，但邪未入里，营气尚和。此时，予桂枝汤以助卫（阳）固营（阴），营充卫足，驱邪外出，故汗出；汗出表解，邪不胜正，则营卫复和，故曰“复发其汗，荣卫和则愈”。于是，顺理成章地有了下一条文“卫气不和，先其时发汗则愈，宜桂枝汤”的表述。

54. 病人脏无他病，时发热、自汗出而不愈者，此卫气不和也，先其时发汗则愈，宜桂枝汤。

阐释： 本条文为康平本伤寒论退 2 格文。

“发热、自汗出”为卫气不和的临床表现。风邪袭表，正与邪争，故曰“卫气不和”；此时，以桂枝汤助卫固营，先其时发汗，邪随汗解，营卫复和，故愈矣。

最后，结合上下几条条文可知，“汗出”乃桂枝汤证重要主症之一。

13. 太阳病，头痛发热，汗出恶风，桂枝汤主之。

14. 太阳病，项背强几几，反汗出恶风者，桂枝加葛根汤主之。

桂枝加葛根汤方

葛根四两　麻黄三两（去节）　芍药二两　生姜三两（切）　甘草二两（炙）　大枣十二枚（擘）　桂枝二两（去皮）

上七味，以水一斗，先煮麻黄、葛根，减二升，去上沫，内诸药，煮取三升，去滓，温服一升，覆取微似汗，不须啜粥。余如桂枝法将息及禁忌。

阐释：以上两条文为康平本伤寒论顶格文。

“项背强几几”的“几几”读 shū。《刘渡舟伤寒论讲稿》认为：这个几几的几啊，没有钩，应当念 shū。形容项背拘紧、强急，活动不能自如。古人认为幼鸟的羽毛不丰，要飞而飞不起来，就会脖子向前引，这种现象就叫“几几”。还有一种鸟叫凫，就是现在所说的水凫，其名称当中就有几几的意思，这种鸟在水里不论怎么游，脖子都不动，既不左顾也不右盼。所以“项背强几几”，是形容患者得病后出现颈项重度肌肉拘紧僵硬、不能转动脖子的状态，患者左右环视或后视时，不能转颈而必须转动身子，与当代的落枕极其相似。它与颈项强痛有所不同，虽然大家都是脖子拘紧疼痛，但前者明显以颈项重度拘紧僵硬为主，疼痛为次，而后者则相反。大家当仔细辨别。

本条文当与第 31 条文互参学习。第 31 条文“太阳病，项背强几几，无汗恶风，葛根汤主之”的表述，表明“太阳病，项背强几几”，若“汗出恶风”者，为太阳病中风，宜桂枝加葛根汤主之；若“无汗恶风”者，则为太阳病伤寒，宜葛根汤主之。

从第 1 条“太阳之为病，脉浮，头项强痛而恶寒”看，出现“头项强”，非太阳病中风或伤寒所独有。或许太阳病温病亦有“脉浮数，发热而渴，不恶寒而头项强”；若再结合《金匮要略·痉湿暍病脉证治第二》看，“痉病”“太阳病风湿”亦同样可有“项背强痛”不适。甚至结合伤寒论后面条文可知，少阳病、结胸证和水饮证亦可出现此症状。

《金匮要略·痓湿暍病脉证治第二》曰："病者，身热足寒，颈项强急，恶寒，时头热，面赤，目赤，独头动摇，卒口噤，背反张者，痓病也""太阳病，发热无汗，反恶寒者，名曰刚痓。太阳病，发热汗出，而不恶寒，名曰柔痓。太阳病，发热，脉沉而细者，名曰痓，为难治。太阳病，发汗太多，因致痓。夫风病，下之则痓，复发汗，必拘急""太阳病，其证备，身体强，几几然，脉反沉迟，此为痓，栝蒌桂枝汤主之"，由此可见，痓病虽亦有"颈项强"，但其几乎是全身性的肌肉拘急痓挛，多伴有"口噤、身体强几几、脚挛急"等，肌肉痓挛程度亦不同，多"足背反张"，非独有"颈项强"，并常伴精神症状。再有就是，太阳病的"项背强几几"，脉浮，主表证；而痓病则多脉沉，主里证或表里同病。另依据《金匮要略·妇人产后病脉证并治第二十二》"新产血虚，多汗出，喜中风，故令病痓"可知，痓病多为阴血亏虚，外感风邪所致。

《金匮要略·痓湿暍病脉证治第二》曰："湿家，其人但头汗出，背强，欲得被覆向火。若下之早则哕，或胸满，小便不利""病者一身尽疼，发热，日晡所剧者，名风湿""风湿相搏，骨节疼烦，掣痛不得伸屈，近之则痛剧，汗出短气，小便不利，恶风不欲去衣，或身微肿者，甘草附子汤主之"，表明太阳病风湿，亦可有"项背强几几、发热"等不适，与太阳病中风、伤寒类似。但太阳病风湿多以疼痛或关节疼痛为主，而非以肌肉痓挛为主，且多是一身尽疼，非仅有颈项强痛；发热亦以日晡剧为特点，且多伴小便不利。至于少阳病、结胸证和水饮证等引起的项强痛的鉴别诊断，则留至相应条文，再作阐述。

17. 若酒客病，不可与桂枝汤，得之则呕，以酒客不喜甘故也。

阐释： 本条文为康平本伤寒论退 2 格文。

酒客素体湿热，桂枝汤既辛甘助阳，又益阴和营，助热碍湿，故不中与之。

18. 喘家，作桂枝汤加厚朴杏子佳。

阐释： 本条文为康平本伤寒论退 1 格文。

酒客病、喘家的出现，表明当时治病已有注重患者体质的思想。另外"喘家，作桂枝汤加厚朴杏子佳”，揭示厚朴、杏仁乃治喘要药。

19．凡服桂枝汤吐者，其后必吐脓血也。

阐释：在康平本伤寒论中，本条文与第 18 条合为同条文，表述为“喘家，作桂枝汤加厚朴杏子佳。又服桂枝汤吐者，其后必吐脓血也。”

从第 17、19 条文看，素体有热、湿热或感受热邪或湿热邪之太阳表证者，皆不宜桂枝汤，属桂枝汤的使用禁忌条文。

23．太阳病，得之八九日，如疟状，发热恶寒，热多寒少，其人不呕，清（圊）便欲自可，一日二三度发，脉微缓者，为欲愈也。脉微而恶寒者，此阴阳俱虚，不可更发汗、更下、更吐也。面色反有热色者，未欲解也，以其不能得小汗出，身必痒，宜桂枝麻黄各半汤。

桂枝麻黄各半汤方

桂枝一两十六铢（去皮）　芍药　生姜（切）　甘草（炙）　麻黄（去节）各一两　大枣四枚（擘）　杏仁二十四枚（汤浸，去皮尖及两仁者）

上七味，以水五升，先煮麻黄一二沸，去上沫；内诸药，煮取一升八合，去滓，温服六合。本云：桂枝汤三合，麻黄汤三合，并为六合，顿服（本云：桂枝汤三合，麻黄汤三合，并为六合，顿服。此句在康平本伤寒论中为插注文）。将息如上法。

阐释：本条文在康平本伤寒论中为顶格文，其中“脉微缓者，为欲愈也。脉微而恶寒者，此阴阳俱虚，不可更发汗、更下、更吐也。面色反有热色者，未欲解也”为插注文，以示为后人加入，非仲景原文。此条文是回应第 4、5 条文的很好范例，可分三种情形去理解。本条文的倒装句式及插注，目的是突出鉴别诊断。

第一，太阳病，得之八九日，此八九日不是确切日数，而是代表病程迁延日久之意。疾病迁延日久，当易于发生变证。但其话语一转，诉“如疟状，发热恶寒，热多寒少，一日二三度发，其人不呕，圊便欲自可，脉微缓者，为欲愈也”。发热恶寒，热多寒少，是疾病仍在表，寒邪不著之象；其人不呕吐、大便欲自行而下，未见少阳阳明证，为不传之表现；脉微缓更是“脉静”的具体表现，故仲景言“为欲愈也”，是疾病向愈的迹象。仲景所言的脉微，与后世所言之微脉不同，此处的脉微缓，是脉静的意思，是机体向愈的表现，大家当留意。第二，若“发热恶寒，热多寒少，面反有热色，以其不能得小汗出，身必痒，其人不呕，圊便欲自可”者，未欲解也，宜桂枝麻黄各半汤小发其汗。“面反有热色，身痒”乃寒邪怫郁在表，欲出而不得出的表现，而非阳明病高热或少阴病戴阳之象，其或许如《金匮要略·水气病脉证治第十四》：“风气相搏，风强则为隐疹，身体为痒，痒为泄风，久为痂癞”。故此时，当以桂枝麻黄各半汤，助阳散寒，小发其汗，怫郁得解则病愈矣。第三，若出现“发热，恶寒甚，脉微弱”者，少阴病里虚寒证也。故曰“此阴阳俱虚，不可更发汗、更下、更吐也”，宜四逆辈主之。仲景时刻强调类证鉴别、鉴别诊断的思想，又再一次得到充分体现。

本条文其实可启发我们如何正确认识皮肤病。从中医认识疾病角度来说，皮肤腠理，乃人体阳气煦濡固表、护卫机体之表层，是机体阳气外出御邪之地。故部分皮肤之病，当为阳气不足，邪正相争，正虚邪恋，邪欲出不得出而致。此时，只需小助其阳，鼓舞正气，微发其汗，驱邪外出，怫郁得解，则愈。

24. 太阳病，初服桂枝汤，反烦不解者，先刺风池、风府，却与桂枝汤则愈。

阐释：本条文为康平本伤寒论顶格文，其中“风池、风府”为旁注文，以示为后人加入。

太阳病，外邪束表，阳气怫郁而生热，初服桂枝汤反烦者，表明外邪束表较甚，阳气怫郁稍重；此时，当先刺风池、风府两穴，以助邪气外泄，阳气得越；然后，再与桂枝汤助阳解表，一鼓作气，驱邪外出而愈。

25. 服桂枝汤，大汗出，脉洪大者，与桂枝汤，如前法；若形似疟，一日再发者，汗出必解，宜桂枝二麻黄一汤。

桂枝二麻黄一汤方

桂枝一两十七铢（去皮）　芍药一两六铢　麻黄十六铢（去节）　生姜一两六铢

（切） 杏仁十六个（去皮尖） 甘草一两二铢（炙） 大枣五枚（擘）

上七味，以水五升，先煮麻黄一二沸，去上沫，内诸药，煮取二升，去滓，温服一升，日再服。本云：桂枝汤二分，麻黄汤一分，合为二升，分再服。今合为一方（本云：桂枝汤二分，麻黄汤一分，合为二升，分再服。今合为一方。此句在康平本伤寒论中，为插注文）。将息如前法。

阐释：本条文为康平本伤寒论顶格文。

“服桂枝汤，大汗出，脉洪大者，与桂枝汤，如前法”，结合下面第 26 条文可知，当无口渴之症，由此亦可反证“大汗出，脉洪大”并非白虎汤主症，大烦渴才是白虎汤主症。“若形似疟，一日再发者，宜桂枝二麻黄一汤，汗出必解”与第 23 条文的“如疟状，一日二三度发”比较，此证外邪束表、阳气怫郁程度较轻，故发热不甚，病情亦较轻。从第 23、25 条文可看出，同时感受风寒两邪之太阳病，可依据两邪的孰轻孰重及肌表怫郁程度，而灵活运用麻黄汤、桂枝汤的合方去治疗。

合方是仲景临证治疗的一大特色，是其处理复杂变证的法宝之一。临床中不少危急重症或疫病，不少就表现为合病、并病或直中，万不可忽视。临证中经常可见太阳少阳合病、太阳阳明合病、少阳阳明合病、三阳合病、太阳太阴合病及太阳少阴合病等，故临证使用合方的机会不少，除本条文及第 23、27 条文外，柴胡桂枝汤证、大柴胡汤证、麻杏石甘汤证、桂枝人参汤证、金匮的白虎加桂枝汤证和厚朴七物汤证等，都是具体例证。临床完全可依据“有是证，用是方”或“方证对应”的原则，进行灵活合方加减治疗复杂病证或危急重症。同时，“有是证，用是方”或“方证对应”的思想，更是近现代不少伤寒派医家的经验结晶，并认为“方证对应”是伤寒论的最高法则。

然而，我却认为“病因 + 病位 + 病性 + 体质”的三维诊断模式和“表证（太阳病）→半表半里证（少阳病）→里证（阳明病里热证、太阴病里虚寒证、少阴病里虚寒证、厥阴病里虚热证）”的传变规律认识，才是伤寒论的本质思想。“方证对应”只不过是临证的着眼点、落脚处而已，是伤寒论诊断模式未诞生前，前人所用的机械诊断疾病的方法。

26. 服桂枝汤，大汗出后，大烦渴不解，脉洪大者，白虎加人参汤主之。

白虎加人参汤方

知母六两　石膏一斤（碎，绵裹）　甘草（炙）二两　粳米六合　人参三两

上五味，以水一斗，煮米熟汤成，去滓，温服一升，日三服。

阐释：本条文为康平本伤寒论顶格文。

本条文与第 25 条文是类证鉴别，表明大烦渴才是白虎汤真正主症。同时告示我们，太阳病使用辛温解表剂后，若出现阳明热证变证时，当如何辨治——白虎加人参汤主之。

古时，文章没有标点及段落标识，若从语义理解角度出发，第 24、25 和 26 三条文当合为一小段落更妥，以示太阳病中风，使用桂枝汤后，出现不良反应或发现变化、变证时，如何随症或随证治之；是临床使用某方药治疗某证时，出现不同变化情况的具体辨治演示，是一个良好的病案示范。仲景注书立法的良苦用心，由此可见一斑。

27．太阳病，发热恶寒，热多寒少，脉微弱者，此无阳也，不可发汗，宜桂枝二越婢一汤。

桂枝二越婢一汤方

桂枝（去皮）　芍药　麻黄　甘草（炙）各十八铢　大枣四枚（擘）　生姜一两二铢（切）　石膏二十四铢（碎，绵裹）

上七味，以水五升，煮麻黄一二沸，去上沫；内诸药，煮取二升，去滓，温服一升。本云：当裁为越婢汤、桂枝汤合之，饮一升。今合为一方，桂枝二分，越婢一分（本云：当裁为越婢汤、桂枝汤合之，饮一升。今合为一方，桂枝二分，越婢一分。此句在康平本伤寒论中为插注文）。

阐释：或许是本条文的倒装句式未被理解，致使我们产生许许多多错误注解。我试着以下面的方式去理解，以求更合理、更符合仲景本意。

“太阳病，发热恶寒，热多寒少，宜桂枝二越婢一汤；脉微弱者，此无阳也，不可发汗”，或许这样才是符合临床实际的。“太阳病，发热恶寒，热多寒少”是太阳病伤寒，欲化热传里之兆，其脉当浮或浮而稍数，宜桂枝二越婢一汤主之。方中使用

小剂量的桂枝汤加麻黄以散束表之风寒，少佐石膏，以清热而防传变入里，腠理得开，郁热得清，故热退邪祛。所以，我们临床不宜但见“发热恶寒，发热甚，热多寒少”，就清热解毒或谓阳明病里热证而清下攻下；当须知道，尚有风寒束表，怫郁不得越，欲化热入里而出现高热可能，宜桂枝二越婢一汤主之。此外，本条文尚可与第23条文的桂枝麻黄各半汤证，作类证鉴别。

若出现“发热恶寒，热多寒少，而脉微弱”，则非太阳病矣，少阴病，里证是也；故曰“此无阳也，不可发汗”，或宜四逆辈主之。此处的“阳”指代“表”，“此无阳”即此非表证也。故本条文实乃类证鉴别，与第23条文的表述方式，同出一辙，仲景重视类证鉴别、重视表里病位鉴别诊断的良苦用心，没有被及早发现，甚为可惜。

本条文在康平本伤寒论中为顶格文。其中，“此无阳”为旁注文，以示为后人加入；即便如此，亦不影响上述理解。另外，康平本伤寒论中，下一条文与本条文，断句为同一条文，甚为合理，我比较认同此断句法。

28. 服桂枝汤，或下之。仍头项强痛，翕翕发热，无汗，心下满微痛，小便不利者，桂枝去桂加茯苓白术汤主之。

桂枝去桂加茯苓白术汤方

芍药三两　甘草二两（炙）　生姜（切）　白术　茯苓各三两　大枣十二枚（擘）

上六味，以水八升，煮取三升，去滓，温服一升。小便利则愈。本云：桂枝汤，今去桂枝加茯苓、白术（本云：桂枝汤，今去桂枝加茯苓、白术，此句在康平本伤寒论中为插注文）。

阐释： 康平本伤寒论将本条文与上一条文断为同一条文，这是合理的。“太阳病，发热恶寒，热多寒少”，本宜桂枝二越婢一汤主之。但临床却往往容易误诊，认为仍是太阳病中风的桂枝汤证，或由于发热，热多寒少而误认为传变入里之阳明病，以下法治之，故言“服桂枝汤，或下之”。若临床真的出现上述误诊，经误治后出现“头项强痛，翕翕发热，无汗，心下满微痛，小便不利”者，宜桂枝去桂加茯苓白术汤主之。这是误治后，仲景医圣给我们的变证举例及具体补救措施。

误治出现“头项强痛，翕翕发热，无汗，心下满微痛，小便不利”的太阴病水饮里证，已非表证或表里同病，故用桂枝去桂加茯苓白术汤以祛水饮，去桂而非去芍是合理的。本条文或许省略了脉症，若仍脉浮，当不去桂枝而径加茯苓白术为妥。方中茯苓，《神农本草经》言：“味甘平。主胸胁逆气……心下结痛，寒热烦满……利小便”；白术，《名医别录》言：“味甘，无毒。主治大风在身面，风眩头痛……除心下急满”；白芍，《名医别录》言：“味酸，微寒，有小毒。主通顺血脉，缓中，散恶血，逐贼血，去水气，利膀胱”；三者皆是为治疗“心下满微痛，小便不利”而设的祛水饮要药。

另外，本条文尚需与痉病、少阳病、结胸证和真武汤证作类证鉴别。如出现“太阳病，无汗而小便反少，气上冲胸，口噤不得语，欲作刚痉”者，葛根汤主之；如出现“头项强痛，发热，胁下满、满痛或痞硬，小便不利”者，小柴胡汤主之；如出现“头项强痛，发热，呕吐甚，按之心下满痛，小便不利”者，大柴胡汤主之；如出现“头项强痛，翕翕发热，无汗，心下硬痛，小便不利”，则当从小结胸证治；如果不是无汗而是汗出，出现“头项强痛，翕翕发热，汗出，心下满微痛，小便不利”，则真武汤证无疑；再就是，对比真武汤药物组成可知，其或许为桂枝去桂加茯苓白术汤加附子而成。这样，“桂枝去桂加茯苓白术汤”以祛水饮，而非“桂枝去芍药加茯苓白术汤”，就更具说服力了。

“心下满微痛”，既可以是患者自觉症状，又可以是医者腹诊的他觉体征。其指上腹部的轻度胀满疼痛不适。结合头项强痛、小便不利的表述可知，是为内有水饮实邪的标志。腹诊触之，当有剑突下或上腹部轻度腹壁紧张及疼痛，按之底部有力[1]。腹诊是仲景疾病诊断的重要手段之一，是伤寒论首次出现腹诊的条文。

20．太阳病，发汗，遂漏不止，其人恶风，小便难，四肢微急，难以屈伸者，桂枝加附子汤主之。

桂枝加附子汤方

桂枝三两（去皮）　芍药三两　甘草二两（炙）　生姜三两（切）　大枣十二枚

[1] 本书腹诊皆参考王琦《伤寒论讲解》及李文瑞等《伤寒派腹诊》，后不赘述．

（擘） 附子一枚（炮，去皮，破八片）

上六味，以水七升，煮取三升，去滓，温服一升。本云：桂枝汤，今加附子（本云：桂枝汤，今加附子，在康平本伤寒论中为插注文）。将息如前法。

阐释：本条文为康平本伤寒论顶格文。

学习至此，我们或许就会明白张仲景为什么会列举第29、30条文的证治了。第20、29和30条文是类证鉴别诊断，它们之间虽然只是“汗漏不止，小便难、四肢微急”与“自汗出、小便数、脚挛或胫急”的不同，但却是表里阳虚证与气阴不足证的区别。本条文为表里阳虚证，表阳虚，阳不固表，故汗漏不止；里阳虚，膀胱气化不利，阳气难达四肢，故小便难、四肢轻微拘急、难以屈伸，而不是四肢厥冷。桂枝加附子汤中，予桂枝汤和营固表以止汗，附子温阳以救里，表里同治矣。

29. 伤寒，脉浮，自汗出，小便数，心烦，微恶寒，脚挛急，反与桂枝欲攻其表，此误也。得之便厥，咽中干，烦躁吐逆者，作甘草干姜汤与之，以复其阳。若厥愈足温者，更作芍药甘草汤与之，其脚即伸；若胃气不和，谵语者，少与调胃承气汤，若重发汗，复加烧针者，四逆汤主之。

甘草干姜汤方

甘草四两（炙） 干姜二两

上二味，以水三升，煮取一升五合，去滓，分温再服。

芍药甘草汤方

芍药 甘草（炙）各四两

上二味，以水三升，煮取一升五合，去滓，分温再服。

调胃承气汤方

大黄四两（去皮，清酒洗） 甘草二两（炙） 芒硝半升

上三味，以水三升，煮取一升，去滓，内芒硝，更上火微煮令沸，少少温服之。

四逆汤方

甘草二两（炙）　干姜一两半　附子一枚（生用，去皮，破八片）

上三味，以水三升，煮取一升二合，去滓，分温再服。强人可大附子一枚，干姜三两。

阐释：结合第20、30条文可知，此条文乃第20条文的类证鉴别及被误诊误治后的证治列举。

本条文“伤寒，脉浮，自汗出，小便数，心烦，微恶寒，脚挛急”与第20条文“太阳病，发汗，遂漏不止，其人恶风，小便难，四肢微急，难以屈伸者，桂枝加附子汤主之”，几乎完全一致，极容易被误诊为桂枝加附子汤证。临证如不仔细甄别，就会出现第30条文情形。

太阳病过用汗法，出现“汗漏不止，其人恶风，小便难，四肢微急，难以屈伸”者，太阳少阴合病，欲发生厥证也，故宜桂枝加附子汤主之；而“太阳病伤寒，脉浮，自汗出，小便数，心烦，微恶寒，脚挛急”则不同，此因汗出过多、小便数，气阴两伤证矣，宜“先与甘草干姜汤，以复其阳；若厥愈足温者，更作芍药甘草汤与之，其脚即伸”，方为正治。此时，若误予桂枝加附子后，出现厥，咽中干，烦躁吐逆，谵语者，传变为阳明热厥也，宜少与调胃承气汤；若误予桂枝加附子后，重发汗，复加烧针，阳气耗伤严重者，则传变为少阴病厥证也，宜四逆汤主之。

另从《金匮要略·痉湿暍病脉证治第二》：“太阳病，发热汗出，而不恶寒，名曰柔痉。太阳病，发汗太多，因致痉。夫风病，下之则痉，复发汗，必拘急。……痉为病，胸满口噤，卧不着席，脚挛急，必齘齿，可与大承气汤。”来看，本条文的“伤寒，脉浮，自汗出，小便数，心烦，微恶寒，脚挛急”可能亦可从柔痉而治，或从因汗出过多而又小便数，胃中津液受损，欲化热入里陷阳明角度，分别以瓜蒌桂枝汤，越婢汤或白虎加桂枝汤治之，供大家探讨。

从“四肢微急”“脚挛急”“两胫拘急”等条文描述可知，它们既是患者的自觉症状，又是医者可触及的体征或望诊。由此可见，伤寒论的触诊，非独有腹诊，而应当是遍身诊。

本条文为康平本伤寒论顶格文，其中“欲攻其表，此误也”为插注文，“以复其阳”为旁注文，大家可互参学习。

30. 问曰：证象阳旦，按法治之而增剧，厥逆，咽中干，两胫拘急而谵语。师曰：言夜半手足当温，两脚当伸。后如师言，何以知此？答曰：寸口脉浮而大，浮为风，大为虚，风则生微热，虚则两胫挛，病形象桂枝，因加附子参其间，增桂令汗出，附子温经，亡阳故也。厥逆，咽中干，烦躁，阳明内结，谵语烦乱，更饮甘草干姜汤。夜半阳气还，两足当热，胫尚微拘急，重与芍药甘草汤，尔乃胫伸。以承气汤微溏，则止其谵语，故知病可愈。

阐释：本条文为康平本伤寒论退2格文。

结合第29条文，本条文似是其补充说明。我们试着将语序编辑一下，或许会清晰起来。“问曰：证象阳旦，按法治之而增剧，厥逆，咽中干，两胫拘急而谵语。师曰：言夜半手足当温，两脚当伸。后如师言，何以知此？答曰：寸口脉浮而大，浮为风，大为虚，风则生微热，虚则两胫挛，病形象桂枝，因加附子参其间，增桂令汗出，附子温经，亡阳故也。更饮甘草干姜汤。夜半阳气还，两足当热，胫尚微拘急，重与芍药甘草汤，尔乃胫伸。厥逆，咽中干，烦躁，阳明内结，谵语烦乱，以承气汤微溏，则止其谵语，故知病可愈。”

“脉浮大，自汗出，小便数，心烦，微恶寒，两胫挛”病形象桂枝汤证，故曰证象阳旦，实则气阴两伤证，而非太阳病中风证。其正确证治当“先饮甘草干姜汤，以复阳气；后与芍药甘草汤，以和营阴，尔乃胫伸”。“按法治之而增剧”指误认其为太阳少阴合病，而予桂枝汤加附子汤治之，不得法而亡阳，故曰“病形象桂枝，因加附子参其间，增桂令汗出，附子温经，亡阳故也”。增桂参附误治后，若出现“厥逆，咽中干，烦躁，阳明内结，谵语烦乱”者，以承气汤微溏，止其谵语，其病可愈。

以上两条条文，为类太阳病中风证的鉴别诊断及误治后随证治之的范例，可结合第16条文学习，举一反三，面对临床众多证治及误治就能手到病除了。

小结：综上条文，讲述了太阳病中风证及其症状发生的部分机理；罗列了中风证的一般表现、兼夹证、类似证、特殊情况及变证的证治方法，紧接着下面将铺开误治后坏病的诊治方法与原则，条文的次序按误用汗、吐、下和温法的次序来排列。

16. 太阳病三日，已发汗，若吐、若下、若温针，仍不解者，此为坏病，桂枝不中与之也。观其脉证，知犯何逆，随证治之。桂枝本为解肌，若其人脉浮紧，发热汗不出者，不可与之也。常须识此，勿令误也。

阐释： 本条文为康平本伤寒论顶格文。其中“桂枝不中与之也。观其脉证，知犯何逆，随证治之”为插注文；“桂枝本为解肌，若其人脉浮紧，发热汗不出者，不可与之也。常须识此，勿令误也”为另一退 1 格文，有学者认为插注文及退 1 格文可能系仲景弟子所补入，供大家参考学习。

“观其脉证，知犯何逆，随证治之”是伤寒论、特别是误治后坏病的最高治疗原则。太阳病中风是桂枝汤证，桂枝汤不适用于太阳病伤寒，故曰“若其人脉浮紧，发热汗不出者，不可与之也”；桂枝汤本质为助阳解表剂，有解除肌表之邪作用，故曰“桂枝本为解肌”。

42. 太阳病，外证未解，脉浮弱者，当以汗解，宜桂枝汤。

桂枝汤方

桂枝三两（去皮）　芍药三两　甘草二两（炙）　生姜三两（切）　大枣十二枚（擘）

上五味，以水七升，煮取三升，去滓，温服一升。须臾啜热稀粥一升，助药力，取微汗。

阐释： 本条文为康平本伤寒论顶格文。

此条文的“脉浮弱”，或许表明桂枝汤亦可治疗虚人外感，况且桂枝的扶正作用也很明确；同时，亦表明太阳病外证未解时，仍需发汗解表。

43. 太阳病，下之微喘者，表未解故也，桂枝加厚朴杏子汤主之。

桂枝加厚朴杏子汤方

桂枝三两（去皮）　甘草二两（炙）　生姜三两（切）　芍药三两　大枣十二枚

（擘）　厚朴二两（炙，去皮）　杏仁五十枚（去皮尖）

上七味，以水七升，微火煮取三升，去滓，温服一升，覆取微似汗。

阐释： 本条文为康平本伤寒论顶格文。

本条文表明太阳病虽经误下，表证仍在时，依然当发汗解表而治之；同时，告诉我们厚朴、杏仁有明显的平喘作用，临证当需留意。

44. 太阳病，外证未解，不可下也，下之为逆。欲解外者，宜桂枝汤。

备注：本条文为康平本伤寒论顶格文，其中“下之为逆”为插注文。

45. 太阳病，先发汗不解，而复下之，脉浮者不愈。浮为在外，而反下之，故令不愈。今脉浮，故在外，当须解外则愈，宜桂枝汤。

阐释： 本条文为康平本伤寒论退 2 格文。

以上两条文表明太阳病治疗原则：宜解表而禁下。第 42 至 45 条文原本属太阳病中篇，但因其是论述太阳病桂枝汤证治疗原则及误治后治疗原则，故我将其迁移至此，或许更合理、更完备及更符合逻辑。

15. 太阳病，下之后，其气上冲者，可与桂枝汤，方用前法，若不上冲者，不得与之。

备注：本条文为康平本伤寒论顶格文，其中“方用前法”为旁注文，“若不上冲者，不得与之”为插注文。本条文充分表明桂枝是治疗气上冲的要药。

太阳病，表证，宜外解，今反下之，此为逆。逆治后，其气仍上冲，表明虽经误下，邪未内陷，病势从上，故仍予桂枝汤从上从表而解。结合第 21、43 条文可知，太阳病虽经误下，病势仍从上者，宜从上从外而解，随势而解是治疗的重要法则之一。

21. 太阳病，下之后，脉促，胸满者，桂枝去芍药汤主之。

桂枝去芍药汤方

桂枝三两（去皮） 甘草二两（炙） 生姜三两（切） 大枣十二枚（擘）

上四味，以水七升，煮取三升，去滓，温服一升。本云：桂枝汤，今去芍药（本云：桂枝汤，今去芍药，此句在康平本伤寒论中为插注文）。将息如前法。

阐释：本条文为康平本伤寒论顶格文，且第21、22为同一条文，这样更合理。

我们当注意本条文的“脉促”，脉促其实是邪欲出表之象，是机体向愈之征。太阳病下后，阳气受损而未亏虚，正与邪争，正邪胶着，邪欲出不得出，故脉促。并且，此时因下后，胸阳受损而胸满不适，为防芍药碍阳，予桂枝去芍药汤辛甘解表则愈。“太阳病，下之后，脉促，胸满，微寒”者，阳气受损更甚，故宜桂枝去芍药加附子汤主之。

“胸满”可以是患者的自我感觉症状，又可以是医者触诊的他觉体征。触按患者胸部，胀满不适感或有加重的情况。“胸满”指胸部的闷胀不适，与少阳病的胸胁苦满有程度及范围上的不同，苦满含有烦满的意思，且包括肋弓下及腋下至肋弓处，程度更重些、范围更广些。

最后，本条文尚需与第34条“太阳病，桂枝证，医反下之，利遂不止。脉促者，表未解也，喘而汗出者，葛根黄芩黄连汤主之”作类证鉴别。

22. 若微寒者，桂枝去芍药加附子汤主之。

桂枝去芍药加附子汤方

桂枝三两（去皮） 甘草二两（炙） 生姜三两（切） 大枣十二枚（擘） 附子一枚（炮，去皮，破八片）

上五味，以水七升，煮取三升，去滓，温服一升。本云：桂枝汤，今去芍药，加附子（本云：桂枝汤，今去芍药，加附子，此句在康平本伤寒论中为插注文）。将息如前法。

111. 太阳病中风，以火劫发汗，邪风被火热，血气流溢，失其常度。两阳相熏灼，其身发黄，阳盛则欲衄，阴虚小便难，阴阳俱虚竭，身体则枯燥。但头汗出，剂

颈而还，腹满微喘，口干咽烂，或不大便。久则谵语，甚者至哕，手足躁扰，捻衣摸床，小便利者，其人可治。

阐释： 本条文为康平本伤寒论顶格文，其中“阳盛则欲衄，阴虚小便难，阴阳俱虚竭，身体则枯燥”“小便利者，其人可治”为插注文；“失其常度，两阳相熏灼”为旁注文。本条文原属太阳病中篇，因其讲述太阳病中风误用火劫后出现的变证，故迁移至此。

本条文列举了太阳病中风，被火误治后的种种情形。太阳病中风，以火劫发汗，邪风被火热，血气流溢，其身发黄。但头汗出，剂颈而还，腹满微喘，口干咽烂，或不大便者，茵陈蒿汤主之；久则谵语，甚者至哕，手足躁扰，捻衣摸床，小便利者，其人可治，宜大承气汤或抵当汤主之。

“腹满”指上腹部以下部位的胀满、膨胀不适感，腹诊时，腹壁紧张度较高，按之底部抵抗力好而无压痛感。

太阳病上篇总结：阅读至此，大家有无感觉，经过合理的阐释及条文次序的适度重排，全文显得更有理据、更为科学。结合中下篇可知，太阳病实为感受风、寒、热、暑和风湿等病邪，出现表证时的概括与统称，即一切表证的统称。太阳病上篇讲述了不同病邪所致表证的分类与鉴别，讲述了疾病传变规律、预后及转归，重点介绍了太阳病中风表证的临床表现、症状及疾病的简要发生机理、一般情况、兼夹证、特殊情况、传变证、误治后的诊治及类证鉴别，一种条理清晰的中医诊断治疗模式鲜明地呈现在我们眼前。

辨太阳病脉证并治（中）

注：此篇名在古本康平伤寒论中写作“辨大阳病”。

31. 太阳病，项背强几几，无汗恶风，葛根汤主之。

葛根汤方

葛根四两　麻黄三两（去节）　桂枝二两（去皮）　生姜三两（切）　甘草二两（炙）　芍药二两　大枣十二枚（擘）

上七味，以水一斗，先煮麻黄、葛根，减二升，去白沫；内诸药，煮取三升，去滓，温服一升。覆取微似汗。余如桂枝法将息及禁忌。诸汤皆仿此（诸汤皆仿此，在康平本伤寒论中为插注文）。

阐释：本条文为康平本伤寒论顶格文。

从本条文可知，葛根汤才是太阳病伤寒初起病证主方，非麻黄汤矣。与桂枝加葛根汤仅是有汗与无汗的区别，葛根汤当理解为桂枝汤加葛根、麻黄而成，增麻黄、葛根，以加强散寒发汗、解肌舒筋作用。

35. 太阳病，头痛发热，身疼腰痛，骨节疼痛，恶风，无汗而喘者，麻黄汤主之。

麻黄汤方

麻黄三两（去节）　桂枝二两（去皮）　甘草一两（炙）　杏仁七十个（去皮

尖）

上四味，以水九升，先煮麻黄，减二升，去上沫；内诸药；煮取二升半，去滓，温服八合。覆取微似汗，不须啜粥。余如桂枝法将息。

阐释：本条文为康平本伤寒论顶格文。

太阳病伤寒，寒性收引、凝滞，故无汗而体痛。麻黄汤由桂枝甘草汤加麻黄杏仁而成，属桂枝汤的变方；麻黄汤证，因感受寒邪，故单纯予桂枝甘草助阳解表，已力不逮矣！当加麻黄散寒发汗祛邪，以解肌表之郁闭，且麻黄、杏仁配伍成平喘之药对，是散寒平喘要药。正如《神农本草经》言："麻黄，味苦温。主中风伤寒，头痛温疟，发表，出汗，去邪热气，止咳逆上气，除寒热；杏核仁，味甘温。主咳逆上气，雷鸣（痰鸣），喉痹下气……贲豚"，故麻黄汤有散寒平喘、发汗解表之功。这样理解，是否更有利于临床的灵活运用？再有，结合第 42 条文可知，杏仁、厚朴也是另一重要的平喘药对；两者相较，麻黄、杏仁药对散寒力较强，且有除饮作用，后者则肃肺解痉力较强。最后，麻黄虽温阳散寒力远胜于桂枝，但桂枝却有助阳固表、温里而又有补益强壮机体作用，麻黄则不具此效。这犹如附子，虽有温阳、回阳救逆等作用，却非补益之品，并不适合慢性病、虚损病长期使用。"麻黄、大黄、附子"乃将军狼虎之药，有涤荡杀寇之用；"桂枝、人参、熟地"乃宰相匡扶之品，有强壮固体之妙也。

"太阳病，头痛发热，身疼腰痛，骨节疼痛，恶风，无汗而喘者，麻黄汤主之"，这与现代的流感，何其相似！所以，我们不能说流感是病毒，是热毒，而只能用清热解毒的温病方。记住是麻黄汤主之，千万记住！

《金匮要略·水气病脉证并治第十四》："太阳病，脉浮而紧，法当骨节疼痛，反不疼，身体反重而酸，其人不渴，汗出即愈，此为风水"，故太阳病伤寒临床需与风水病相鉴别。两者的本质区别：前者是体痛，肌肉疼痛；后者是身重而酸或骨节酸痛，疼痛不已，且风水病多伴面目、身体和四肢浮肿。

《金匮要略·痉湿暍病脉证治第二》："湿家之为病，一身尽疼（一云疼烦），发热，身色如熏黄也；湿家，其人但头汗出，背强；湿家身烦疼，可与麻黄加术汤；伤寒八九日，风湿相搏，身体疼烦，不能自转侧，不呕不渴，脉浮虚而涩者，桂枝附子汤主之；风湿相搏，骨节疼烦，掣痛不得伸屈，近之则痛剧，汗出短气，小便不利，恶风不欲去衣，或身微肿者，甘草附子汤主之”。由此可见，太阳病伤寒尚需与风湿、湿家为病相鉴别，三者均有体痛，但前者多为肌肉疼痛，后两者则表现为疼烦、疼痛较剧烈，且多以骨节疼痛为特点。另外，湿家为病，多伴有面黄或身黄、小便不利等；最后，就是太阳病伤寒多无汗，而后两者多头汗出。

46. 太阳病，脉浮紧，无汗，发热，身疼痛，八九日不解，表证仍在，此当发其汗。服药已微除，其人发烦，目瞑，剧者必衄，衄乃解。所以然者，阳气重故也。麻黄汤主之。

阐释： 本条文为康平本伤寒论顶格文，其中“此当发其汗，服药已微除”为插注文，“衄乃解”为旁注文。讲述了太阳病伤寒，寒邪束表郁闭过甚时，服用麻黄汤后的不同转归。

“太阳病，脉浮紧，无汗，发热，身疼痛，八九日不解，表证仍在，此当发其汗，麻黄汤主之。服药已微除，其人发烦，目瞑，剧者必衄，衄乃解。”与第 55 条文“伤寒，脉浮紧，不发汗，因致衄者，麻黄汤主之”遥相呼应。“太阳病，八九日不解，表证仍在，其人发烦，目瞑，剧者必衄”，之所以这样是因为“阳气重”，即太阳病伤寒，寒邪束表甚，阳气郁闭重，郁而化热，故发烦，目瞑，剧者衄。“衄乃解”可能是后人依据下一条文的理解而旁注之。另外，依据第 38 条文可知，若“太阳病，脉浮紧，无汗，发热，身疼痛，八九日不解，其人烦躁”者，宜大青龙汤主之。

47. 太阳病，脉浮紧，发热，身无汗，自衄者，愈。

阐释： 本条文为康平本伤寒论退 1 格文。素体盛者，太阳病伤寒，或可随衄而解，是太阳病伤寒的自愈情形之一。

51. 脉浮者，病在表，可发汗，宜麻黄汤。

52. 脉浮而数者，可发汗，宜麻黄汤。

备注：以上两条文在康平本伤寒论中为同一退 2 格文。

55. 伤寒，脉浮紧，不发汗，因致衄者，麻黄汤主之。

备注：本条文为康平本伤寒论顶格文。

56. 伤寒，不大便六七日，头痛有热者，与承气汤。其小便清者，知不在里，仍在表也，当须发汗；若头痛者，必衄，宜桂枝汤。

阐释：本条文为康平本伤寒论退 2 格文，且"头痛有热者"为"头痛在热者"，是太阳病伤寒的类证鉴别条文。

本条文表明小便清与浊，亦是判断阳明病重要指征之一。"伤寒，不大便六七日，头痛有热，小便浊者，与承气汤"；若"伤寒，不大便六七日，头痛有热，小便清"者，知其不在里，仍在表也，当须发汗。结合第 46、55 条文"太阳病，脉浮紧，无汗，发热，身疼痛，八九日不解，表证仍在，此当发其汗。服药已微除，其人发烦，目瞑，剧者必衄，衄乃解。所以然者，阳气重故也。麻黄汤主之""伤寒，脉浮紧，不发汗，因致衄者，麻黄汤主之"可知，麻黄汤主之，或许更合适，而非桂枝汤。因寒邪束表，阳气怫郁甚，故服麻黄汤后，必自衄而解。

"伤寒，不大便六七日，头痛有热者，与承气汤，其小便清者，知不在里，仍在表也，当须发汗"的表述，明确表明阳明病属里证；仲景时刻重视表里病位鉴别诊断的思想，在此得到充分体现。

57. 伤寒，发汗已解。半日许复烦，脉浮数者，可更发汗，宜桂枝汤。

阐释：本条文为康平本伤寒论退 1 格文。结合第 46、52 条文，可知本条文当给予麻黄汤更合理。若出现的是烦躁，则宜大青龙汤主之。

小结：以上条文，讲述了太阳病伤寒的临床表现、病位鉴别诊断、证治方法、治疗原则及转归。下面接着介绍太阳病伤寒传变证的证治。

32. 太阳与阳明合病者，必自下利。葛根汤主之。

33. 太阳与阳明合病，不下利，但呕者，葛根加半夏汤主之。

葛根加半夏汤方

葛根四两　麻黄三两（去节）　甘草二两（炙）　芍药二两　桂枝二两（去皮）　生姜二两（切）　半夏半升（洗）　大枣十二枚（擘）

上八味，以水一斗，先煮葛根、麻黄，减二升，去白沫，内诸药，煮取三升，去滓，温服一升。覆取微似汗。

阐释：此两条文为康平本伤寒论顶格文。条文表明，葛根汤临床可以用来治疗胃肠型感冒，半夏有明显止呕作用。同时亦表明，“下利”是里病的主症之一。结合太阴、少阴病篇则更清晰。从第32、33条文可知，葛根汤还是治疗外感风寒表里同病的有效方剂。

34. 太阳病，桂枝证，医反下之，利遂不止，脉促者，表未解也，喘而汗出者，葛根黄芩黄连汤主之。

葛根黄芩黄连汤方

葛根半斤　甘草二两（炙）　黄芩三两　黄连三两

上四味，以水八升，先煮葛根，减二升，内诸药，煮取二升，去滓，分温再服。

阐释：本条文为康平本伤寒论顶格文，其中“脉促者，表未解也”为旁注文，属太阳阳明合病的另一类型。太阳病，桂枝证，医反下之，可以出现本条及第15、21、22、28、43条文等不同病证，当随证治之，切记。

“脉促、喘而汗出、下利不止”动的征象，是变证的表现；同时亦表明虽是变证，但脉促，正气未亏虚，表邪及陷里之邪，有上下分泄，欲出之象，故予葛根黄芩黄连汤上下分消，随其势而解则愈。随其势而解亦是临床常用的治疗法则，当牢记。

另外，结合第32、33条文“太阳与阳明合病者，必自下利，葛根汤主之”“太阳与阳明合病，不下利，但呕者，葛根加半夏汤主之”的学习，我觉得本条文似葛根加黄芩黄连汤更合理，且本条文的“喘而汗出”之症，更是有力佐证。本条文与第32条文的葛根汤证，虽同属太阳阳明合病，但同中有异，本条文当偏里证为主，且有明显化热或湿热之象，下利严重而色黄、臭秽；后者则表里同病偏表证为多，且无明显热象。

36. 太阳与阳明合病，喘而胸满者，不可下，宜麻黄汤。

阐释： 本条文为康平本伤寒论退2格文，联合第21、34条文学习可知，麻黄汤有明显的治喘作用。

37. 太阳病，十日以去，脉浮细而嗜卧者，外已解也。设胸满胁痛者，与小柴胡汤，脉但浮者，与麻黄汤。

阐释： 本条文为康平本伤寒论退2格文。是判断太阳病伤寒是否发生传变及其转归的鉴别诊断条文。

“太阳病，十日以去，脉浮细而嗜卧者”，表已解，自愈也；“脉但浮者”，表仍未解，与麻黄汤则愈；“设胸满胁痛者”，邪入半表半里之少阳病也，宜小柴胡汤主之。由此可见，“胸满胁痛”为少阳病最重要的主症，是临床使用柴胡类方剂的重要指征。“胸满胁痛”，既是患者自觉症状，又是医者的他觉体征。医者触诊时，轻压患者胸部，或有胀闷不适加重感，按压肋弓下，当有憋胀不适或轻度压痛及肌抵抗紧张感。

38. 太阳中风，脉浮紧，发热恶寒，身疼痛，不汗出而烦躁者，大青龙汤主之。若脉微弱，汗出恶风者，不可服之。服之则厥逆，筋惕肉瞤，此为逆也。

大青龙汤方

麻黄六两（去节）　桂枝二两（去皮）　甘草二两（炙）　杏仁四十枚（去皮尖）　生姜三两（切）　大枣十枚（擘）　石膏如鸡子大（碎）

上七味，以水九升，先煮麻黄，减二升，去上沫，内诸药，煮取三升，去滓。温服一升，取微似汗。汗出多者，温粉扑之（汗出多者，温粉扑之，在康平本伤寒论为插注文）。一服汗者，停后服。若复服，汗多亡阳，遂虚，恶风、烦躁、不得眠也（若复服，汗多亡阳，遂虚，恶风、烦躁、不得眠也，在康平本伤寒论中为插注文）。

阐释：本条文实为太阳病伤寒，讲述大青龙汤证及其类证鉴别，为康平本伤寒论顶格文。

本条文无论是从症状表现，还是从大青龙汤麻黄用量达六两之巨来看，当属太阳病伤寒，而非太阳病中风。太阳病伤寒，感受寒邪重，寒邪束表，阳气郁闭甚，郁而化热，故无汗而烦躁；于是，大青龙汤用麻黄汤，加大麻黄剂量，以解寒邪郁闭之重证，予石膏以清郁热。故大青龙汤乃解表发汗、散寒平喘，驱邪之重剂。《内经》曰："火郁则发之。"或许由此可管窥一斑，紧接着的第 39 条文"大青龙汤发之"更是明言。另外，本条文或可理解为太阳阳明合病或并病，即表里同病；若如此，结合第 36 条文可知，大青龙汤证或尚有"胸满而咳喘"之症，甚或有呕吐、下利之症，临床不必教条。最后，"烦躁"是大青龙汤证的重要主症，切不可不知。

若"发热汗出，身疼痛，烦躁，脉微弱"者，转属少阴病里虚寒证，非太阳病也，宜桂枝加附子汤主之，不可与大青龙汤服之。因其为里虚寒证，若汗之，则为逆也。故其后曰："服之，则厥逆，筋惕肉瞤。"第 39 条文的"无少阴证者，大青龙汤发之"的表述，更是明证，大青龙汤证要与少阴病相鉴别。

"筋惕肉瞤"可以是患者的自觉症状，又可以是体征。

39．伤寒、脉浮缓，身不疼，但重，乍有轻时，无少阴证者，大青龙汤发之。

阐释：本条文为康平本伤寒论顶格文，其中"无少阴证者"为旁注文，"大青龙汤发之"为"大青龙汤主之"，我更倾向于认同康平本。

仅凭"伤寒、脉浮缓，身不疼，但重，乍有轻时"，即言大青龙汤发之，于临床、于理不通；倘若将本条文与上一条文合并，则不同。"太阳病伤寒，脉浮缓，发热恶寒，身重，乍有轻时，不汗出而烦躁者，大青龙汤主之"，则完全合理且符合临床实际。

从强调"无少阴证者，大青龙汤发之"的陈述，表明大青龙汤证，因脉浮缓、恶寒甚、烦躁，临床需与属里虚寒证的少阴病作类证鉴别；否则，易将貌似大青龙汤证的少阴病，误诊为太阳病大青龙汤证。这正好印证了我对上一条文的推测，即“发热汗出，身疼痛，烦躁，脉微弱”者宜桂枝加附子汤主之的见解。再就是，结合上一条文学习可知，“发热恶寒、无汗而烦躁”，是大青龙汤主症；并表明大青龙汤证，临床除需与少阴病相鉴别外，尚需与少阳病、阳明病相鉴别。若为少阳病，则发热，多为寒热往来，且胸胁苦满而心烦；若为阳明病，多高热不恶寒，且大汗出而烦躁、烦渴甚，脉洪大、滑利或实等；若少阴病，则多热势不扬，而恶寒甚，且多伴手足厥冷而烦躁，脉沉弱或浮弱无力。

身重，我们临床多认为是湿证的表现，但在伤寒杂病论中，更多的却是热证或水饮。如《金匮要略·痉湿暍病脉证第二》：“太阳中暍，发热恶寒，身重而疼痛，其脉弦细芤迟；太阳中暍，身热疼重，而脉微弱，此以夏月伤冷水，水行皮中所致也，一物瓜蒂汤主之”。《金匮要略·五藏风寒积聚病脉证并治第十一》：“肺中风者，口燥而喘，身运而重，冒而肿胀；肾着之病，其人身体重，腰中冷，如坐水中，形如水状，反不渴，小便自利，饮食如故，病属下焦”。《金匮要略·痰饮咳嗽脉证并治第十二》：“水在脾，少气身重”。《金匮要略·水气病脉证并治第十四》：“太阳病，脉浮而紧，法当骨节疼痛，反不疼，身体反重而酸，其人不渴，汗出即愈，此为风水；心水者，其身重而少气，不得卧，烦而躁，其人阴肿；脾水者，其腹大，四肢苦重，津液不生，但苦少气，小便难；若身重，汗出已辄轻者，久久必身瞤，瞤即胸中痛，又从腰以上必汗出，下无汗，腰髋弛痛，如有物在皮中状，剧者不能食，身疼重，烦躁，小便不利，此为黄汗，桂枝加黄芪汤主之”。《金匮要略·妇人妊娠病病脉证第二十》：“妊娠有水气，身重，小便不利。洒淅恶寒，起即头眩，葵子茯苓散主之；妇人伤胎，怀身腹满，不得小便，从腰以下重，如有水气状，怀身七月，太阴当养不养，此心气实，当刺泻劳宫及关元。小便微利则愈”。

40. 伤寒表不解，心下有水气，干呕，发热而咳，或渴，或利，或噎，或小便不利、少腹满，或喘者，小青龙汤主之。

小青龙汤方

麻黄（去节）　芍药　细辛　干姜　甘草（炙）　桂枝（去皮）各三两　五味子

半升　半夏（洗）半升

上八味，以水一升，先煮麻黄，减二升，去上沫，内诸药，煮取三升，去滓，温服一升。若渴者，去半夏，加栝蒌根三两；若微利者，去麻黄，加荛花如一鸡子（熬令赤色，康平本伤寒论中为旁注文）；若噎者，去麻黄，加附子一枚（炮）；若小便不利、少腹满者，去麻黄，加茯苓四两；若喘者，去麻黄，加杏仁半升（去皮尖）。且荛花不治利，麻黄主喘。今此语反之，疑非仲景意（且荛花不治利，麻黄主喘。今此语反之，疑非仲景意，在康平本伤寒论中为插注文）。

阐释：本条文为康平本伤寒论顶格文。

本条文可能为太阳太阴合病，即表有寒邪、里有水饮之表里同病。结合第41条文可知，“发热、咳喘、呕吐”或许是小青龙汤主症，“呕吐、小便不利、少腹满”应该是心下有水气的表现，“表不解，心下有水气”则是小青龙汤证的病因病机。小青龙汤以桂枝汤加麻黄解表散寒，麻黄合细辛、五味子、半夏、干姜以祛水饮而止呕、止咳喘；麻黄、细辛、五味子、半夏、干姜是治疗外感咳喘的方根，茯苓、甘草、细辛、五味子、半夏、干姜则是治疗内伤咳喘痰饮的方根，临症不可不知。“心下有水气”既是病机的表述，又可看作是腹诊的另一表述。结合整本伤寒论、金匮要略有关水饮证的描述来看，小青龙汤或可有心下痞、痞满，或心下痞坚的自觉症状和医者腹诊他觉体征。同时，“少腹满”也可以看作是小青龙汤证的腹诊之一。小青龙汤治“表不解、心下有水气”，表明其汤证为实证，故腹诊时，其腹壁紧张度应该稍高，按之腹胀满不适加重，底部肌力抵抗可。

另外，结合第33条文学习可知，若“发热而呕吐，项背强而不咳”者，则葛根加半夏汤主之，故两者当需类证鉴别，更需与发热呕吐、心下痞之小柴胡汤证类证鉴别。

41. 伤寒，心下有水气，咳而微喘，发热不渴，服汤已，渴者，此寒去欲解也，小青龙汤主之。

阐释：本条文为康平本伤寒论顶格文，其中“服汤已，渴者，此寒去欲解也”为旁注文。小青龙汤证可以出现不渴或渴的症状，这里强调“不渴”，可能是希望我们临床应与大青龙汤证相鉴别。

本条文乃倒装句式，读作：伤寒，心下有水气，咳而微喘，发热不渴，小青龙汤主之。服药已，渴者，此寒去欲解也。

48. 二阳并病，太阳初得病时，发其汗，汗先出不彻，因转属阳明，续自微汗出，不恶寒。若太阳病证不罢者，不可下，下之为逆，如此可小发汗。设面色缘缘正赤者，阳气怫郁在表，当解之，熏之。若发汗不彻，不足言，阳气怫郁不得越，当汗不汗，其人躁烦，不知痛处，乍在腹中，乍在四肢，按之不可得，其人短气但坐，以汗出不彻故也，更发汗则愈。何以知汗出不彻？以脉涩故知也。

阐释： 本条文为康平本伤寒论顶格文，并标注存在缺文。其中“若太阳病证不罢者，不可下，下之为逆”“若发汗不彻，不足，阳气怫郁”“当汗不汗，其人躁烦，不知痛处，乍在腹中，乍在四肢，按之不可得”“何以知汗出不彻？以脉涩故知也”为插注文，“在表，当解之，熏之”“以汗出不彻故也”为旁注文。

“二阳并病”，乃太阳病初得时，发其汗，汗先出不彻，因转属阳明，继而出现“续自微汗出，不恶寒”者，宜白虎桂枝汤主之。设面色缘缘正赤者，阳气怫郁不得越，其人短气但坐，更发汗则愈，依据第 23 条文，或许宜桂枝麻黄各半汤主之。“面色缘缘正赤”或许即是第 23 条文的“面反有热色”，指发热时，满脸通红，持续不断，是伤寒论望诊的体现；若出现插注文“发汗不彻、不足或当汗不汗，其人躁烦，不知痛处，乍在腹中，乍在四肢，按之不可得，其人短气但坐”阳气怫郁不得越的情形，则宜大青龙汤主之。

由此可见，本条文的二阳并病，即太阳阳明并病，乃表里同病之一也。同时，也表明“阳气怫郁在表不得越”，是太阳病的共同病机；太阳病桂枝汤证、麻黄汤证、桂枝麻黄合方证、大青龙汤证，只是阳气怫郁在表程度有所不同而已。

最后，依据本条文，我们或许还可以拓展出一些合理的猜想。第一，“伤寒初得，即见太阳阳明并病”者，或许宜桂枝二越婢一汤主之。第二，“太阳阳明并病，初得病时，因发其汗，汗先出不彻，续自微汗出，不恶寒”，若太阳病不罢，宜白虎桂枝汤主之；若太阳病已罢，完全转属阳明者，则宜白虎汤主之。第三，“二阳并病，初得病时，发其汗，汗先出不彻，若太阳病不罢，面色缘缘正赤”者，可小发其汗，宜桂枝麻黄各半汤主之。第四，“二阳并病，若发汗不彻，不足言，阳气怫郁不得越，当汗不汗，其人躁烦，不知痛处，乍在腹中，乍在四肢，按之不可得，其人短气但坐”者，宜更发汗，大青龙汤主之。最后，条文中的“脉涩”可能是汗出不彻、营分不和之脉象。由此可见，本条文的插注文、旁注文，应该是后人为了我们能更清晰地鉴别诊断而录入。但由于后来的版本未清晰地标注区别，反而造成了理解困难及错误注解。

49. 脉浮数者，法当汗出而愈，若下之，身重，心悸者，不可发汗，当自汗出乃解。所以然者，尺中脉微，此里虚，须表里实，津液自和，便自汗出愈。

阐释： 本条文为康平本伤寒论退 1 格文，且“脉浮数者，法当汗出而愈”写为“脉浮数者，法当汗出而解”。

我认为本条文当与上一条文合并，更为合理，似是对上一条文的补充说明。伤寒，太阳阳明并病，初得病时，脉浮数者，当发其汗，宜麻黄汤（可参看第 52 条文“脉浮而数者，可发汗，宜麻黄汤”）或桂枝二越婢一汤主之。若医者不知其为太阳阳明并病，误诊为阳明病，而使用承气辈汤剂攻下，则易出现“身重、心悸”等不适。如何理解条文中的“里虚”，是个难点。如本条文不与上一条文合并，则难以正确理解，合并后，则一切变得顺理成章。“里虚”，其实是针对太阳阳明并病而言，二阳并病，太阳病未罢，虽兼有阳明里热证，但未成阳明病里热实证，故曰“里虚”，强调非里热实证，不宜攻下。尺中脉微是脉静的具体表现之一，是不传变或机体向愈之征。故误下后，身重、心悸、脉微者，无需发汗，温水少少饮之，津液充足，表里自和，当自汗而解。是太阳病误治后自愈范例。若不能自愈，或许宜桂枝甘草龙骨牡蛎汤或桂枝加桂加附子汤或桂枝去桂加茯苓白术汤主之，依据临床实际而选择。

在这里，我们可以开始注意仲景表里概念的出现，要知道伤寒论全篇 398 条条文，言及表、外、里的条文就有近 60 条，这在伤寒论主要讲诊断、鉴别诊断与证治中，是很不寻常的现象。为何如此重视表里表述？原因在于他极其重视病位诊断。表里病位诊断是伤寒论诊断模式的重中之重，后面我当一一分析给大家听。

“表里自和”，乃机体健康状态；疾病的治疗，就是追求“表里自和”，或言

“阴阳自和”，而不是“阴阳平衡”。“自和”不等同于“平衡”，“表里自和”是表里或阴阳自我谐和状态，谐和可以是平衡，亦可以是相对不平衡而融和的状态。故“阴阳平衡”不是目标，“阴阳自和”才是我们应该追求的治疗目标或健康状态。

50. 脉浮紧者，法当身疼痛，宜以汗解之。假令尺中迟者，不可发汗。何以知然？以荣气不足，血少故也。

阐释：本条文为康平本伤寒论退 1 格文。讲述太阳病伤寒的类证鉴别。

“脉浮紧，身疼痛”者，太阳病伤寒也，宜以汗解，麻黄汤主之；若“身虽疼痛而尺中迟”者，依据第 62 条文可知，此属里也，不可发汗，宜桂枝加芍药生姜人参新加汤主之。本条文或许是与上一条文的“脉微”作类证鉴别，以强调“脉迟”与“脉微”的不同。若结合第 38、39 条文学习，可发现“脉迟”“脉微弱”是少阴病里证的表现，故强调不可发汗，仲景重视表里病位的鉴别诊断由此可见一斑。另外，依据伤寒论行文特点及康平本批注的写作习惯，“何以知然？以荣气不足，血少故也”或为插注文，而非正文。

96. 伤寒五六日，中风，往来寒热，胸胁苦满，嘿嘿不欲饮食，心烦喜呕，或胸中烦而不呕，或渴，或腹中痛，或胁下痞硬，或心下悸、小便不利，或不渴、身有微热，或咳者，小柴胡汤主之。

小柴胡汤方

柴胡半斤　黄芩三两　人参三两　半夏半升（洗）　甘草（炙）　生姜各三两（切）　大枣十二枚（擘）

上七味，以水一斗二升，煮取六升，去滓，再煎取三升，温服一升，日三服。

若胸中烦而不呕者，去半夏、人参，加栝蒌实一枚；若渴，去半夏，加人参合前成四两半、栝蒌根四两；若腹中痛者，去黄芩，加芍药三两；若胁下痞硬者，去大枣，加牡蛎四两；若心下悸、小便不利者，去黄芩，加茯苓四两；若不渴、外有微热者，去人参，加桂枝三两，温覆微汗愈；若咳者，去人参、大枣、生姜，加五味子半升、干姜二两。

阐释：本条文为康平本伤寒论顶格文，其中“中风”为旁注文。是小柴胡汤证的最主要条文。

从本条文看，“往来寒热、烦、呕吐与胸胁苦满”当为小柴胡汤主症，特别是后者。另外，依据《名医别录》：“柴胡，微寒，无毒。主除伤寒，心下烦热，诸痰热结实，胸中邪逆”；《神农本草经》：“黄芩，味苦平。主诸热黄疸，肠澼，泄利，逐水，下血闭”；《名医别录》：“半夏，生微寒、熟温，有毒。主消心腹胸中膈痰热满结，咳嗽上气，心下急痛坚痞，时气呕逆”“人参，微温，无毒。主治肠胃中冷，心腹鼓痛，胸胁逆满，霍乱吐逆，调中”所言，亦可佐证之。

本条文与第316条文“少阴病，二三日不已，至四五日，腹痛，小便不利，四肢沉重疼痛，自下利者，此为有水气。其人或咳，或小便利，或下利，或呕者，真武汤主之”和第318条文“少阴病，四逆，其人或咳，或悸，或小便不利，或腹中痛，或泄利下重者，四逆散主之”相比较，极其相似，为何？我暂无明确的答案，留待大家一起思考。但它们各自以“小便不利”或“四逆”为主症，与小柴胡汤证以“往来寒热、烦、呕吐与胸胁苦满”为主症，可明显地鉴别出来。另外，小柴胡汤证尚需与同有“发热，呕吐、咳喘、心下痞满、小便不利”的小青龙汤证相鉴别。小柴胡汤证多伴有往来寒热、胸胁苦满，小青龙汤则多以咳喘为主，且伴寒象较明显。若以上皆无，则恐怕只能以口渴喜不喜饮来鉴别，因小青龙汤证心下有水气，故多渴而不欲饮，或渴而喜热饮。

《黄帝内经·咳论》曰：“五脏六腑皆令人咳，非独肺也”。其实，我认为五脏六腑皆有表证，非独肺卫或肌表腠理也。临床当中，病毒性脑炎、急性心肌炎、胸膜炎、急性胃炎、急性胃肠炎、胃肠型感冒、急性胆囊炎、急性肾盂肾炎、膀胱炎、尿道炎、急性前列腺炎及阴道炎的初期，哪个脏器丝毫没有表证表现？只是它们，特别是疫病，多表现为并病，初起即表里同病或表、半表半里同病而已，但仍属表证范畴。所以，太阳病是所有脏器和各种病因所致的表证统称而已，非独肌表、肺卫或膀胱。因太阳病统括所有表证，涉及各脏腑，并模拟经络联系机体与脏腑的线性原理，借用经络名称，使用六病来统称各病位疾病。这就是为什么太阳病给人的感觉，既好像是经络，又决非单纯是经络的主要原因；同理，少阳病是所有脏器和各种病因所致的半表半里证统称，非独三焦或胆腑，故会有“或渴，或腹中痛，或胁下痞硬，或心下悸、小便不利，或不渴、身有微热，或咳”等机体不适的表述；如此可类推阳明病、太阴病、少阴病、厥阴病。这也是为什么伤寒论强调表里寒热虚实六纲辨证，重视病因、病位诊断，不言脏腑辨证的本质原因。“病因 + 病位 + 病性 + 体质”这样的三维诊断模式，在远古缺乏现代解剖、病理生理的认识和现代医疗检查设备的情况下，虽然做不到如同现代一样的精确诊断，却恰恰起到了执简驭繁，而又相对精准的诊断作用，这是古人智慧的体现！也恰恰解释了，为什么伤寒论某病某方应用范围会如此广泛，因为它的本质，就是所有脏腑因某种病因出现某一病位阶段时的适用方药。但要注意的是，这并不能反过来等同某病一定用某方，某方一定适用于某病；虽然某方是某病常规适用方，但具体到不同病因、不同病性、不同脏腑、不同体质或特殊情况时，还需灵活变通或摸索更适用方药，切不可教条。

再有就是，我们需适当注意伤寒论加减法的学习。加减法中，小柴胡汤证的腹中痛者，去黄芩，加芍药；四逆散证的腹中痛却用附子。小柴胡汤证的心下悸者，加茯苓；四逆散证的悸，用桂枝。另外，“若不渴、外有微热者，去人参，加桂枝三两，温覆微汗愈”的表述，表明“不渴、身有微热，或咳”，是太阳病表证未罢的表现，为太阳少阳合病，故加减法中言“加桂枝三两，温覆微汗愈”。最后，我们结合小柴胡汤证可治发热，呕吐，嘿嘿不欲饮食，腹中痛；四逆散证可治泄利下重及第 172 条文“太阳与少阳合病，自下利者，与黄芩汤；若呕者，黄芩加半夏生姜汤主之”可知，小柴胡汤亦可治疗胃肠型感冒。此外，结合伤寒论全书学习可知，葛根汤、葛根加半夏汤、葛根黄芩黄连汤、小柴胡汤、黄芩汤、黄芩加半夏生姜汤及五苓散皆是治疗胃肠型感冒的有效经方，且各有不同的适应证，临床当相互鉴别使用。

本条文出现三种腹诊体征。（1）“胸胁苦满”指患者自觉胸胁部位、腋下至肋弓胀满或憋闷感而难受不适；诊察时，医生的拇指或食、中、无名三指从季肋下向胸腔内按压时，手指会有抵抗感，患者出现窒息感而诉痛苦难受；或出现剑突下、肋弓下肌紧张和压痛；或乳头、脐中心连线与两肋弓交点处，拇指向乳头方向按压时，有明显抵抗感，患者会有窒息感或痛苦不适感，后两种体征也叫“胁下痞硬”。但“胁下痞硬”的自觉症状，多为肋弓下堵塞感，而非胀满或闷胀不适。金文的“胁”字，指腋下至肋弓缘，两臂自然下垂夹住的部分。故“胸胁苦满”，是指胸肋胀满甚，胀至胸廓的左右两侧都胀满或憋闷不适，异常难受，所以加了个“苦”字，去形容。（2）“心下悸”指上腹部悸动不适，腹诊时可触及剑突下或上腹部肌肉惕动，甚至触及腹主动脉明显搏动。

97. 血弱气尽，腠理开，邪气因入，与正气相抟，结于胁下。正邪分争，往来寒热，休作有时，嘿嘿不欲饮食，脏腑相连，其痛必下，邪高痛下，故使呕也（一云脏腑相违，其病必下，胁鬲中痛），小柴胡汤主之。服柴胡汤已，渴者，属阳明，以法治之。

阐释：本条文为康平本伤寒论退 1 格文，且“服柴胡汤已，渴者，属阳明，以法治之”归属第 98 条文。

若孤立地看本条文，“血弱气尽”四字甚难理解，联系第 143、144、145 条文或许能得到答案。本条文或许是指伤寒、中风有些时日，表阳受损而又耗伤部分营液，或妇人经水适来，血损气伤时，恰逢中风或伤寒，病邪易乘虚而入，直陷半表半里，故曰“邪气因入，与正气相抟，结于胁下”。因病邪乘虚而入，结于胁下，故呕吐；正邪纷争胶着，故往来寒热，休作有时。

正如我在上一条文的阐释中所言，少阳病乃所有脏器和各种病因所致的半表半里证统称，非独三焦或胆腑，故其临床可出现“或渴，或腹中痛，或胁下痞硬，或心下悸、小便不利，或不渴、身有微热，或咳”等多脏腑症状。

“服柴胡汤已，渴者属阳明，以法治之”，表明“寒热往来，嘿嘿不欲饮食，腹痛，呕吐”少阳病也，服柴胡汤已，渴者，热化下传转属阳明。这表明阳明病病位较少阳病深，故将少阳病定义为半表半里证，阳明病为里热证，是合乎逻辑及临床的。

98. 得病六七日，脉迟浮弱，恶风寒，手足温，医二三下之，不能食，而胁下满痛，面目及身黄，颈项强，小便难者，与柴胡汤，后必下重。本渴饮水而呕者，柴胡不中与也，食谷者哕。

阐释：本条文为康平本伤寒论退 1 格文，实与第 99 条文作类证鉴别。条文中的“本渴饮水而呕者，柴胡不中与也，食谷者哕”，为另一退 2 格文。

依据《金匮要略·黄疸病脉证并治第十五》：“阳明病，脉迟者，食难用饱，饱则发烦头眩，小便必难，此欲作谷疸。虽下之，腹满如故，所以然者，脉迟故也”“谷疸之为病，寒热不食，食即头眩，心胸不安，久久发黄为谷疸，茵陈蒿汤主之”可知，本条文实为阳明病谷疸茵陈蒿汤证；因与“寒热往来，胸胁满，腹痛，呕吐，面目及身黄，颈项强，小便不利”的小柴胡汤证相似，故列条文于此，以示类证鉴别。故其随后言“与柴胡汤，后必下重。本渴饮水而呕者，柴胡不中与也，食谷者哕”。另由《金匮要略·黄疸病脉证并治第十五》推理可知，“食谷者哕”当“食谷即眩”为是。

最后，本条文还需与表现为“胁下满痛，面目及身黄，口渴呕吐，颈项强，小便难”的小结胸证相鉴别。仲景时刻注意类证鉴别、注重鉴别诊断的思想，鲜明无比。

99. 伤寒四五日，身热恶风，颈项强，胁下满，手足温而渴者，小柴胡汤主之。

阐释：本条文为康平本伤寒论顶格文，与上条文是类证鉴别。

本条文为少阳病伤寒，少阳病同样可有身目发黄之黄疸现象，与上一条文的湿热谷疸之茵陈蒿证，极其相似，临床易于混淆，当注意两者的类证鉴别。本条文的“胁下满”及上一条文的“胁下满痛”，既是患者的自觉症状，又是医者的腹诊体征。前者指肋弓下胀满或闷胀不适，程度相对轻微，腹诊按压时，腹壁紧张度及抵抗感亦相对弱些，无压痛或轻微压痛。后者则为肋弓下膨满而疼痛，腹诊时，肋弓下腹壁紧张度相对较高，向胸廓方向按压，当抵抗感更明显，并伴有较明显压痛。

101. 伤寒、中风，有柴胡证，但见一证便是，不必悉具。凡柴胡汤证而下之，若柴胡汤证不罢者，复与柴胡汤，必蒸蒸而振，却复发热汗出而解。

备注：本条文为康平本伤寒论退 1 格文。

103. 太阳病，过经十余日，反二三下之，后四五日，柴胡证仍在者，先与小柴胡汤；呕不止，心下急，郁郁微烦者，为未解也，与大柴胡汤，下之则愈。

大柴胡汤方

柴胡半斤　黄芩三两　芍药三两　半夏半升（洗）　生姜五两（切）　枳实四枚（炙）　大枣十二枚（擘）

上七味，以水一斗二升，煮取六升，去滓，再煎（取三升），温服一升，日三服。（一方，加大黄二两。若不加，恐不为大柴胡汤，在康平本伤寒论中为插注文）。

阐释：本条文为康平本伤寒论顶格文，其中“过经”为旁注文。

“太阳病，过经十余日”，在康平本伤寒论中，“过经”为旁注文，标识为后人的注解。既往“过经”指什么，一直争论不休。有人谓经络，有人曰太阳病，等等。“经纬”，古代最早指织布时的横线与纵线。《左传·昭公二十五年》：“礼，上下之纪，天地之经纬也。”即礼，是上下的法纪，天地纵横运行轨道的法则。由此可推断，本条文的“过经”为“过界”，即“越过了界面”之意。太阳病，过经十余日，结合后文，知其为越过太阳病表证界面，入半表半里证界面，故曰“柴胡证仍在者，先与小柴胡汤”。伤寒论的病位诊断，为“界面学说”没错。只不过，不是清代柯琴提出的错误界面说，而或者是，我认为的表证（太阳病）、半表半里证（少阳病）、里证（阳明病、太阴病、少阴病、厥阴病）的三界面学说。

本条文的“心下急”，为心下拘急或拘急疼痛，按之绷紧、硬紧，但无拒按或按之痛拒。结合第 165 条文“伤寒发热，汗出不解，心中痞硬，呕吐而下利者，大柴胡汤主之”及《金匮要略·腹满寒疝宿食病脉证并治第十》“按之心下满痛者，此为实也，当下之，宜大柴胡汤”学习可知，大柴胡汤证的腹诊，还有心中痞硬、心下满痛等；前者自觉剑突下或胃脘部胀闷而有堵塞感，轻按腹壁，觉得腹皮紧张发硬，加压按之，反而抵抗感下降，但深按底部抵抗力尚可；后者则自觉剑突下或胃脘区胀满而痛，腹诊按之，有明显胀满感或胀满感加重，并伴有轻、中度触痛。另外，依据王琦《伤寒论讲解》归纳，认为大柴胡汤腹诊，尚有胸胁苦满，上腹角宽广，腹部充实紧张，心下部厚而坚，前肋下压迫疼痛等。

从本条文可知，呕吐剧、烦闷不适、心下部腹征，是大柴胡汤主症，其中剧烈呕吐是最重要主症；大柴胡汤中，生姜用量达五两之巨，亦是佐证。方中生姜、半夏温中、下气，合芍药缓中柔肝，共奏止呕、缓心下急之功。由此可见，大柴胡汤未必一定要有大黄，大黄的与否完全可视实际情况而定。另外，结合第 123 条文“太阳病，过经十余日，心下温温欲吐，而胸中痛，大便反溏，腹微满，郁郁微烦，先此时自极吐下者，与调胃承气汤。若不尔者，不可与。但欲呕，胸中痛，微溏者，此非柴胡汤证，以呕，故知极吐下也”可知，大柴胡汤证尚需与调胃承气汤证相鉴别。

104. 伤寒，十三日不解，胸胁满而呕，日晡所发潮热，已而微利。此本柴胡证，下之以不得利，今反利者，知医以丸药下之，此非其治也。潮热者，实也。先宜服小柴胡汤以解外，后以柴胡加芒硝汤主之。

柴胡加芒硝汤方

柴胡二两十六铢　黄芩一两　人参一两　甘草一两（炙）　生姜一两（切）　半夏二十铢（本云五枚，洗）　大枣四枚（擘）　芒硝二两

上八味，以水四升，煮取二升，去滓，内芒硝，更煮微沸，分温再服。（不解，更作，在康平本伤寒论中为插注文）。

阐释：本条文为康平本伤寒论顶格文，其中“此本柴胡证，下之而不得利，今反利者，知医以丸药下之，此非其治也”为插注文；“潮热者，实也”为旁注文。

“伤寒，胸胁满而呕，日晡所发潮热，已而微利”，这是少阳病欲向阳明病传变的表现。所谓潮热，我认为是发热甚，热势如潮水般，一浪高过一浪；潮热本是阳明病标志之一，但少阳病向阳明病传变过程中，亦有可能出现潮热不适。故潮热的出现，让临床难以鉴别其已为阳明病，还是少阳病未罢或少阳阳明合病。因少阳病是禁止攻下的，故为避免因误诊而误用下法，可先与小柴胡汤，以汤测证，服已，若未出现变证，则说明仍属少阳病或少阳阳明合病，宜柴胡加芒硝汤主之。另外，从柴胡加芒硝汤中小柴胡汤用量明显减轻，芒硝用量达二两可知，柴胡加芒硝汤证属少阳阳明合病，且偏阳明实证。

105. 伤寒十三日，过经谵语者，以有热也，当以汤下之。若小便利者，大便当硬，而反下利，脉调和者，知医以丸药下之，非其治也。若自下利者，脉当微厥；今反和者，此为内实也。调胃承气汤主之。

阐释：本条文为康平本伤寒论顶格文，其中“过经”为旁注。“若小便利者，大便当硬，而反下利，脉调和者，知医以丸药下之，非其治也。若自下利者，脉当微厥；今反和者，此为内实也。调胃承气汤主之”为另一退1格文。

本条文实乃少阳病、阳明病的类证鉴别条文。“伤寒十三日，过经谵语者，以有

热也，当以汤下之，宜调胃承气汤主之”，此为阳明病也，此处的“过经”指离开太阳病表证界面，进入阳明病里证地界。如同上一条文的潮热，谵语也是阳明病的主要标志；但因少阳病向阳明病传变时，少阳病或少阳阳明合病，部分亦可出现谵语不适，第 107 条文即是例证，故临证时不可不辨。

伤寒十三日，谵语，若小便利者，阳明病也，故大便当硬。今反而出现下利者，乃因使用了错误的下法，故曰“知医以丸药下之，非其治也”；非其治后，脉仍调和者，内实未解，变证未生，宜调胃承气汤主之；伤寒十三日，谵语，非丸药下之而自下利，脉微而厥者，则大承气汤主之。

107．伤寒八九日，下之，胸满烦惊，小便不利，谵语，一身尽重，不可转侧者，柴胡加龙骨牡蛎汤主之。

柴胡加龙骨牡蛎汤方

柴胡四两　龙骨　黄芩　生姜（切）　铅丹　人参　桂枝（去皮）　茯苓各一两半　半夏二合半（洗）　大黄二两　牡蛎一两半（熬）　大枣六枚（擘）

上十二味，以水八升，煮取四升，内大黄切如碁子，更煮一两沸，去滓，温服一升（本云：柴胡汤，今加龙骨等，在康平本伤寒论中为插注文）。

阐释：本条文为康平本伤寒论顶格文。

伤寒八九日，虽经误下，但仍有“胸满烦惊，小便不利”不适，表明少阳病未罢；同时，又伴有“谵语，一身尽重，不可转侧”，表明病已传变至阳明，少阳病又未罢，属少阳阳明合病，宜柴胡加龙骨牡蛎汤主之。方中以半量的小柴胡汤治疗少阳病，加大黄以泄初入阳明之热实，予半夏、桂枝、茯苓、牡蛎以利小便而祛饮，合牡蛎、龙骨、铅丹以重镇安神，豁痰定惊。临床使用本方时，可依据阳明病及痰热轻重程度而灵活加减方药，不必拘泥。部分高热惊厥、肝性脑病、焦虑症、慢性前列腺炎伴焦虑状态者，皆可从本方证治。

108．伤寒，腹满谵语，寸口脉浮而紧，此肝乘脾也，名曰纵，刺期门。

阐释：本条文为康平本伤寒论退 2 格文。“伤寒，腹满谵语，寸口脉浮而紧”者，或许是伤寒太阳阳明合病，宜先刺期门，后麻黄汤合调胃承气汤主之。

109. 伤寒发热，啬啬恶寒，大渴欲饮水，其腹必满，自汗出，小便利，其病欲解，此肝乘肺也，名曰横，刺期门。

阐释：本条文为康平本伤寒论退 2 格文。或许是伤寒太阳阳明合病，本条文恐难以自愈，当刺期门，宜白虎加桂枝汤主之。

176. 伤寒，脉浮滑，此以表有热，里有寒，白虎汤主之。

白虎汤方

知母六两　石膏一斤（碎）　甘草二两（炙）　粳米六合

上四味，以水一斗，煮米熟汤成，去滓，温服一升，日三服。

阐释：本条文为康平本伤寒论顶格文，康平本无“此以表有热，里有寒”。

第 170 条文明确表明“表不解，不可与白虎汤，渴欲饮水无表证者，白虎加人参汤主之”，而本条文言“脉浮滑者，白虎汤主之”，两者明显相背。故本条文可能有脱文。另外，结合第 168 条文“伤寒，若吐、若下后，七八日不解，热结在里，表里俱热，时时恶风，大渴，舌上干燥而烦，欲饮水数升者，白虎加人参汤主之”的学习可推知，本条文的“表有热，里有寒”当为“表里俱热”为妥。

94. 太阳病未解，脉阴阳俱停（一作微），必先振栗汗出而解。但阳脉微者，先汗出而解；但阴脉微（一作尺脉实）者，下之而解。若欲下之，宜调胃承气汤。

阐释：本条文为康平本伤寒论顶格文，其中“但阳脉微者，先汗出而解；但阴脉微者，下之而解”为插注文，且“必先振栗汗出而解”写作“下之必先振栗汗出而解”。

本条文的“脉阴阳俱停”，可能解释为“脉阴阳俱有停顿、迟涩”更合理；此处的

“阴阳”指脉之浮沉，太阳病不解，病邪传变入里，成阳明里热实证；阳明腑实，阻碍体内气机运行，故出现浮取沉按皆迟涩，似有停顿之脉像，是内有实证之脉像。此时，与调胃承气汤下之，秽浊泄下，表里内外气机流畅，反出现振栗汗出而表里分解。

123. 太阳病，过经十余日，心下温温欲吐，而胸中痛，大便反溏，腹微满，郁郁微烦，先此时自极吐下者，与调胃承气汤。若不尔者，不可与。但欲呕，胸中痛，微溏者，此非柴胡汤证，以呕故知极吐下也。

阐释：本条文为康平本伤寒论顶格文，其中“过经”为旁注文，“若不尔者，不可与。但欲呕，胸中痛，微溏者，此非柴胡汤证，以呕，故知极吐下也”为插注文。

“太阳病，过经十余日，心下温温欲吐，而胸中痛，大便反溏，腹微满，郁郁微烦”者，阳明病也，非大柴胡汤证，宜调胃承气汤主之。结合第103条文“太阳病，过经十余日，反二三下之，后四五日，柴胡证仍在者，先与小柴胡汤；呕不止，心下急，郁郁微烦者，为未解也，与大柴胡汤下之则愈”可知，本条文与大柴胡汤证极其相似，难以鉴别，临证当注意类证鉴别。故其后曰“但欲呕，胸中痛，微溏者，此非柴胡汤证”，此插注可能是怕我们不理解其深意，故补充说明之。另外，从“心下温温欲吐，而胸中痛，大便反溏，腹微满，郁郁微烦，先此时自极吐下者，与调胃承气汤”及“但欲呕，胸中痛，微溏者，此非柴胡汤证”的表述可知，本条文若为阳明病调胃承气汤证，则当有恶心，胸中痛、大便溏，且先经误用吐下；若为少阳病大柴胡汤证，则为呕吐不止，心下急而无胸中痛，大便不溏。

“若不尔者，不可与”的插注，更是佐证了我的上述猜想。条文中的“不尔”，乃“不是这样、不是如此”的意思，如东汉·赵晔《吴越春秋·王僚使公子光传》：“胥曰：‘报汝平王，欲国不灭，释吾父兄；若不尔者，楚为墟矣。’”故本条文中“若不尔者，不可与”的意思是：若不是“先误用吐下，而出现本条文不适症状者”，则属少阳病，非阳明病也，故不可与调胃承气汤，而当与大柴胡汤。故此条文实乃太阳病误治致阳明病，因其与少阳病大柴胡汤证极其相似，故仲景列于此，提醒我们临证当注意的类证鉴别，并告知其相应的证治方法。

106. 太阳病不解，热结膀胱，其人如狂，血自下，下者愈。其外不解者，尚未可攻，当先解其外。外解已，但少腹急结者，乃可攻之，宜桃核承气汤。

桃核承气汤方

桃仁五十个（去皮尖） 大黄四两 桂枝二两（去皮） 甘草二两（炙） 芒硝二两

上五味，以水七升，煮取二升半，去滓，内芒硝，更上火，微沸下火，先食温服五合，日三服（“当微利”在康平本伤寒论中为插注文）。

阐释：本条文为康平本伤寒论顶格文，其中“下者愈”为旁注文。

太阳病表证未解者，当发汗，不可攻下，下者为逆，这是太阳病表证的治疗原则，故其曰“其外不解者，尚未可攻，当先解其外”，结合第44条文学习，就更明确了。仲景强调表里病位诊断重要性，由此可见一斑。

若“外解已，但少腹急结，其人如狂，血自下”者，热结在里故也。此证其人如狂，即其人烦躁如狂，这是阳明病实证的表现；加之血自下，即血尿也；此时以攻下为主，佐以少量祛瘀之品，则阳明热邪，易随血尿而泄，本证实为阳明病热入血室，属热未与血结阶段，故曰“攻下者愈，宜桃核承气汤主之”，亦是随其势而治的体现。桃核承气汤治热入血室、热未与血结证，临证当注意。

“少腹急结”，多指腹股沟、下腹拘紧绷紧如棒子支撑感或伴轻微疼痛不适；腹诊时，可见下腹、腹股沟腹壁紧张度较高，可有压痛点，甚至触及硬结样物，或触之有如棒子支撑感，并可有轻微触痛不适；或并拢食指、中指和无名指，将指头从脐旁腹壁斜向左髂骨窝方向，迅速地按搓样移动，会出现左髂前上棘旁疼痛不适；疼痛剧烈时，则会屈膝呼痛。即使是意识不清的患者，也会有皱眉，甚至做出拨开医生手的动作。是瘀血证的体征之一。日本汉方医认为腹股沟、盲肠区或髂前上棘旁压痛，是瘀血证腹征，或许主要是从本条文而启悟。

124. 太阳病六七日，表证仍在，脉微而沉，反不结胸，其人发狂者，以热在下焦，少腹当硬满。小便自利者，下血乃愈。所以然者，以太阳随经，瘀热在里故也，抵当汤主之。

抵当汤方

水蛭（熬） 虻虫各三十个（去翅足，熬） 桃仁二十个（去皮尖） 大黄三两（酒洗）

上四味，以水五升，煮取三升，去滓，温服一升。不下，更服。

阐释：本条文为康平本伤寒论顶格文，其中“所以然者，以太阳随症，瘀热在里故也”为插注文，实与上一条文进行类证鉴别。

“太阳病六七日，表证仍在，脉微而沉，反不结胸，其人发狂，少腹当硬满，小便自利”，如何理解？太阳病六七日，当经尽病解或表部症状仍在，反出现脉微而沉，少腹硬满（非少腹硬痛之结胸证），其人发狂，小便自利者，瘀热在里之证候也。本条文表明抵当汤证，当与结胸证作类证鉴别。因其人发狂，乃阳明病特征之一，故本证实为阳明病邪入血室，热与血结也。治疗当以祛瘀为主、攻下为次，宜抵当汤主之，故条文曰“下血乃愈”。

上一条文为阳明病邪入血室，热未与血结之证，故两者虽同属阳明病热入血室；但本条文为热与血结证，与上一条文热尚未与血结证有所不同。小柴胡汤、桃核承气汤、抵当汤三者皆治疗热入血室证，它们的本质区别是，小柴胡汤证为邪从少阳径入血室，且尚未与血结；后两者则是阳明病，属阳明热入血室；其中桃核承气汤治热未与血结证，抵当汤则治热与血结证，大家临证当细辨之。这两条文可在一定程度上，体现重新编排伤寒论次序的合理性，使得原本未被发现的规律、得以彰显。

“少腹硬满”既是患者自觉症状，又是腹诊体征；指下腹部膨胀甚，腹壁紧张度高，按压时抵抗明显，有明显绷紧硬胀感而无压痛或可有轻微压痛，而不拒按，甚至可以触及抵抗物。

125. 太阳病，身黄，脉沉结，少腹硬，小便不利者，为无血也；小便自利，其人如狂者，血证谛也，抵当汤主之。

阐释：本条文为康平本伤寒论顶格文，其中“小便不利者，为无血也”“血证谛也”为旁注文。

“身黄，脉沉结，少腹硬，小便自利，其人如狂者，抵当汤主之”，表明抵当汤证还可以有身黄，身黄可以是血证的表现之一；同时，亦表明不论其人发狂或如狂，皆可以是抵当汤证。另外，结合下一条学习可知，阳明病热入血室证，小便当自利，“脉沉、发狂、下腹硬满、小便自利”当为抵挡汤证主症。

126. 伤寒有热，少腹满，应小便不利，今反利者，为有血也。当下之，不可余药，宜抵当丸。

抵当丸方

水蛭二十个（熬）　虻虫二十个（去翅足，熬）　桃仁二十五个（去皮尖）　大黄三两

上四味，捣分四丸，以水一升煮一丸，取七合服之。晬时当下血（若不下者，更服，在康平本伤寒论中为旁注文）。

阐释：本条文为康平本伤寒论顶格文，其中“为有血也”“不可余药”为旁注文。

少腹满与少腹硬，均指下腹膨满，但下腹壁紧张度不同，病变程度不同，后者下腹腹壁膨满而硬紧；两者都是瘀血证腹征，但后者程度更甚些，故抵当丸中水蛭、虻虫用量仅是抵当汤的六分之一。另外，从以上三条文可看出，血证与水证极其相似，皆可有少腹满、少腹硬满或身黄的可能，但水证伴有小便不利之不适，血证则伴有小便自利和明显精神症状。

100. 伤寒，阳脉涩，阴脉弦，法当腹中急痛，先与小建中汤，不差者，小柴胡汤主之。

小建中汤方

桂枝三两（去皮）　甘草二两（炙）　大枣十二枚（擘）　芍药六两　生姜三两（切）　胶饴一升

上六味，以水七升，煮取三升，去滓；内饴，更上微火消解，温服一升，日三服（呕家不可用建中汤，以甜故也，在康平本伤寒论中为插注文）。

阐释：本条文为康平本伤寒论顶格文，其中“法当腹中急痛”为插注文，且“先与小建中汤”前缺字两个。

此条文中的“阴阳”，指脉的浮取、沉取。太阳病伤寒，脉当浮紧，今反阳脉涩，阴脉弦，结合第62条文学习可知，此乃因荣气阴血不足，寒邪陷于里，太阴病也，故曰“法当腹中急痛”，宜小建中汤主之。其随后又曰“不差者，小柴胡汤主之”，表明此证亦存在少阳病的可能，临床当需仔细斟酌并鉴别。万一临床实难以具体分辨时，就依照本条文做法：先与小建中汤，不差者，小柴胡汤主之。有时，以药测证亦不失是个好办法，但宗旨是先就虚、后就实更稳妥些。

康平本标明“先与小建中汤”前缺字两个，依据旁注“法当腹中急痛”及小建中汤方的组成来推理，或是缺“腹痛”两字。

小建中汤的“腹中急痛”，指腹部拘急疼痛，依据日本汉方医经验，腹诊时可发现腹直肌紧张度高，或伴压痛不适，深按反腹底虚软或中脘部有强烈动气，可触及明显的腹主动脉搏动。

102．伤寒二三日，心中悸而烦者，小建中汤主之。

阐释：本条文为康平本伤寒论顶格文，表明小建中汤可以用来治疗心脏植物神经功能紊乱，其或许为少阴病也。

177．伤寒，脉结代，心动悸，炙甘草汤主之。

炙甘草汤方

甘草四两（炙）　生姜三两（切）　人参二两　桂枝三两（去皮）　生地黄一斤（酒洗）　阿胶二两　麦门冬半斤（去心）　麻仁半升　大枣三十枚（擘）

上九味，以清酒七升，水八升，先煮八味，取三升，去滓，内胶烊消尽，温服一升，日三服。一名复脉汤（一名复脉汤，在康平本伤寒论中为插注文）。

阐释：本条文为康平本伤寒论顶格文，且开头写作“伤寒解而后”。或许是太阳病伤寒误治后，传变为厥阴病的证治。心动悸，除了有心悸不适外，当仍有心前区

的肌肉悸动或强烈动气感。

178. 脉按之来缓，时一止复来者，名曰结。又脉来动而中止，更来小数，中有还者反动，名曰结，阴也。脉来动而中止，不能自还，因而复动者，名曰代，阴也。得此脉者，必难治。

备注：本条文为康平本伤寒论退 2 格文。

58. 凡病若发汗、若吐、若下、若亡血、亡津液，阴阳自和者，必自愈。

阐释： 本条文为康平本伤寒论退 1 格文，且写作“凡病若发汗、若吐、若下、若亡血、亡津液，如此者，阴阳自和，则必自愈”，略有不同。

本条文中的“阴阳”，其实指代表里，并非阴阳学说中的阴阳概念。“阴阳自和”实则为表里自和。结合第 49、93、152 条文可知，仲景多次言及“表里和”，故“阴阳自和”即表里自和，并非臆测。

以下条文皆为太阳病误治后，发生变证的相应证治。我按误汗、误吐、误下和误用火法的次序进行重排，每一种误治后变证，又按表证、半表半里证、里证的传变规律进行再排序。

62. 发汗后，身疼痛，脉沉迟者，桂枝加芍药生姜各一两人参三两新加汤主之。

桂枝加芍药生姜各一两人参三两新加汤方

桂枝三两（去皮）　芍药四两　甘草二两（炙）　人参三两　大枣十二枚（擘）　生姜四两

上六味，以水一斗二升，煮取三升，去滓，温服一升。本云：桂枝汤，今加芍药、生姜、人参。

阐释： 本条文为康平本伤寒论退 1 格文，且康平本中未列桂枝加芍药生姜各一两人参三两新加汤的药物组成及用法。再有，本条文在康平本中就是第 58 条文的下

一条文，而非中间还隔着另外三条文。

本条文为太阳病伤寒与太阴病的类证鉴别，需与第50条文互参学习。第50条文“脉浮紧者，法当身疼痛，宜以汗解之。假令尺中迟者，不可发汗。何以知之？以荣气不足，血少故也”，本条文其实就是第50条文的证治补充。由此或可以间接证明伤寒论脱简严重。“身疼痛，脉浮紧”者，太阳病伤寒也，宜麻黄汤主之；若“身疼痛，脉沉迟”者，太阴病也，宜桂枝加芍药生姜各一两人参三两新加汤主之。第50条文“以荣气不足，血少故也”的表述，表明桂枝加芍药生姜各一两人参三两新加汤有温中益气养阴作用。另外，我依据对伤寒论的整体理解，将部分条文次序重作安排，使得条文之间更具有条理性、逻辑性。凑巧的是，本条文的次序调整恰好与康平本伤寒论一致。这冥冥中或许暗暗意示着，我对伤寒论部分条文的次序调整是恰当的，也反映了宋本伤寒论条文次序是被后人挪移过的，已非仲景伤寒论原貌。

63. 发汗后，不可更行桂枝汤。汗出而喘，无大热者，可与麻黄杏仁甘草石膏汤。

麻黄杏仁甘草石膏汤方

麻黄四两（去节）　杏仁五十个（去皮尖）　甘草二两（炙）　石膏半斤（碎、绵裹）

上四味，以水七升，煮麻黄，减二升，去上沫；内诸药，煮取二升，去滓，温服一升。本云，黄耳柸。

阐释：本条文为康平本伤寒论退1格文，为倒装句。

“发汗后，汗出而喘，无大热者，不可更行桂枝汤，可与麻黄杏仁甘草石膏汤”，本条文与第162条文仅是“汗后与下后”不同，同是“汗出而喘，无大热者，不可更行桂枝汤，可与麻黄杏仁甘草石膏汤”。

麻黄杏仁甘草石膏汤证的“汗出而喘”，与桂枝加厚朴杏仁汤证的“汗出而喘”，当如何区别呢？难道是脉浮缓与脉浮紧，烦躁与否或口渴与否的区别？另外，本条文亦印证了我拆分麻黄汤时，谓麻黄、杏仁配伍是散寒平喘药对的想法。

64. 发汗过多，其人叉手自冒心，心下悸，欲得按者，桂枝甘草汤主之。

桂枝甘草汤方

桂枝四两（去皮） 甘草二两（炙）

上二味，以水三升，煮取一升，去滓，顿服。

阐释：本条文为康平本伤寒论退 2 格文。

“其人叉手自冒心”，或许为“其人手叉自冒心”句读需要的主谓倒装句，第 75 条文，更是明证。“冒”是覆盖、按住的意思。“叉手自冒心”，即心下悸，患者用手按住心下的表现，故其后曰“心下悸，欲得按者，桂枝甘草汤主之。”桂枝甘草汤中桂枝用量独重，表明桂枝是治悸及助阳的要药，后面不少条文将会逐步证明此观点。

心下悸，既可以是患者自觉症状，也可以是医者他觉腹征；指患者自觉剑突下或上腹部悸动不适或不安，触诊时，或可触及剑突下或上腹部肌肉瞤动或腹主动脉的明显搏动。

71．太阳病，发汗后，大汗出，胃中干，烦躁不得眠，欲得饮水者，少少与饮之，令胃气和则愈。若脉浮，小便不利，微热消渴者，五苓散主之。

五苓散方

猪苓十八铢（去皮） 泽泻一两六铢 白术十八铢 茯苓十八铢 桂枝半两（去皮）

上五味，捣为散，以白饮和服方寸匕，日三服。多饮暖水，汗出愈。如法将息。

阐释：本条文为康平本伤寒论顶格文。

本条文结合第 72、73、74、386 条文，特别是 74 条文“有表里证”的陈述，表明五苓散主治表里同病，太阳阳明合病之水饮化热证；“发热、烦渴、小便不利、脉浮”为五苓散主证。

从第 40、41 条文可知，小青龙汤治太阳太阴合病之水饮病寒证，而五苓散则治太阳阳明合病之水饮病热证。虽然，两者一为寒化水饮病，一为热化水饮病，但仍同属水饮病，既然小青龙汤证可出现“呕吐、咳喘”，那么五苓散亦当可有“呕吐、咳喘”不适的临床表现。于是，就有了第 74、75 条文“水入即吐及喘”的表述。第 74

条文“有表里证”的陈述，充分表明伤寒论是严格按照表里病位诊断的。最后，从“太阳病，发汗后，大汗出，胃中干，烦躁不得眠，欲得饮水者，少少与饮之，令胃气和则愈”可知，太阳病若过用汗法，出现化热欲传变者，当少少与温水饮之，令胃气和，则可能自愈；若少少与温水饮之，胃气仍未和，则可依据实际情况，而以白虎加人参汤或承气辈主之；若“渴欲饮水，而与水灌之或饮水过多”，则易成水饮病而需五苓散主之。故第 75 条文言“发汗后，饮水多，必喘；以水灌之，亦喘”，第 141 条文“病在阳，应以汗解之，反以冷水潠之，若灌之，其热被劫不得去，弥更益烦，肉上粟起，意欲饮水，反不渴者，服文蛤散；若不差者，与五苓散”则更是明言。

“脉浮，小便不利，微热消渴者，五苓散主之”表明部分糖尿病可从本证论治。另外，《金匮要略·消渴小便不利淋病脉证并治第十三》：“小便不利者，有水气，其人苦渴，栝蒌瞿麦丸主之”，表明五苓散证与栝蒌瞿麦丸证极相似，但一个为湿热证，一个却为阳虚水泛证，两者当注意类证鉴别。

72. 发汗已，脉浮数，烦渴者，五苓散主之。

备注：康平本伤寒论中未见此条文。

73. 伤寒，汗出而渴者，五苓散主之。不渴者，茯苓甘草汤主之。

茯苓甘草汤方

茯苓二两　桂枝二两（去皮）　甘草一两（炙）　生姜三两（切）

上四味，以水四升，煮取二升，去滓，分温三服。

阐释：本条文为康平本伤寒论顶格文，且“不渴者”为“小渴者”。

条文表明“口渴与否”是判断水饮轻重程度、是否化热或是否热证的主症之一。另外，从“不渴者，茯苓甘草汤主之”的表述和茯苓甘草汤药物组成看，茯苓甘草汤或许是太阴水饮病的主方，与五苓散证恰好形成相对证，是比对鉴别诊断的范例。

茯苓甘草汤，方中茯苓、桂枝用量仅二两，比茯苓桂枝甘草大枣汤、茯苓桂枝白术甘草汤用量明显小，且加生姜用量达三两，表明本方主要用意是祛寒饮，其气上冲症或许不明显。

74. 中风发热，六七日不解而烦，有表里证，渴欲饮水，水入则吐者，名曰水逆，五苓散主之。

备注：本条文为康平本伤寒论顶格文，其中“有表里证”“名曰水逆”为旁注文。“水入则吐者”写作为“水入口吐者”。

75. 未持脉时，病人手叉自冒心，师因教试令咳而不咳者，此必两耳聋无闻也，所以然者，以重发汗，虚，故如此。发汗后，饮水多，必喘；以水灌之，亦喘。

阐释：本条文为康平本伤寒论退2格文，且“病人手叉自冒心”为“病人叉手自冒心”，“以重发汗，虚，故如此”为“重以发汗虚故也”；另外，康平本伤寒论中“发汗后，饮水多，必喘；以水灌之，亦喘”为另一退2格文。本条文可能是对第71条文的补充说明。

“未持脉时，病人手叉自冒心，师因教试令咳而不咳者，此必两耳聋无闻也，所以然者，以重发汗，虚，故也”，或许宜桂枝甘草汤主之。“发汗后，饮水多，必喘；以水灌之，亦喘”，如果是对第71条文的补充说明，则重在表达太阳病伤寒，若过用汗法出现口渴时，当少少与水饮之，胃和则愈；若饮水过多或以水灌之，则反增水饮病形成，或许宜茯苓甘草汤主之。

另外，本条文或许能推知太阴水饮病之茯苓甘草汤证、太阳阳明合病水饮化热之五苓散证，均可有心悸、心下悸等不适症状，“悸”可以是水饮病特征之一。结合《金匮要略·痰饮咳嗽病脉证并治第十二》“假令瘦人脐下有悸，吐涎沫而癫眩，此水也，五苓散主之”学习，就不言而自证也。

76. 发汗后，水药不得入口，为逆，若更发汗，必吐下不止。发汗吐下后，虚烦不得眠，若剧者，必反复颠倒，心中懊侬，栀子豉汤主之。若少气者，栀子甘草豉汤主之。若呕者，栀子生姜豉汤主之。

栀子豉汤方

栀子十四个（擘）　香豉四合（绵裹）

上二味，以水四升，先煮栀子，得二升半，内豉，煮取一升半，去滓，分为二服，温进一服（得吐者，止后服）。

栀子甘草豉汤方

栀子十四个（擘）　甘草二两（炙）　香豉四合（绵裹）

上三味，以水四升，先煮栀子、甘草，取二升半，内豉，煮取一升半，去滓，分二服，温进一服（得吐者，止后服）。

栀子生姜豉汤方

栀子十四个（擘）　生姜五两（切）　香豉四合（绵裹）

上三味，以水四升，先煮栀子、生姜，取二升半，内豉，煮取一升半，去滓，分二服，温进一服（得吐者，止后服）。

阐释：本条文为康平本伤寒论顶格文，其中“为逆”为旁注文。

“发汗后，水药不得入口，为逆”，表明太阳病伤寒，使用错误汗法后，出现恶心甚，水药入口即吐现象，是治不得法、发生变证的表现。若临床不识此变，更发汗，必致吐下不止；太阳病伤寒，在使用错误汗吐下法后，若出现“虚烦不得眠，甚至睡眠昼夜颠倒，心中懊憹”者，邪陷半表半里也，宜栀子豉汤主之；心中懊憹，是指胃中有翻滚、恶心感。发汗吐下后，阳气受损，出现少气不适者（患者自觉气不足感），栀子甘草豉汤主之；发汗吐下后，若出现呕吐不适者，栀子生姜豉汤主之。这是太阳病伤寒误治后，发生何种传变、如何辨识及其相应证治的具体范例，犹如一幅幅生动示教画面形象地呈现在我们眼前。

77. 发汗，若下之，而烦热胸中窒者，栀子豉汤主之。

阐释：本条文为康平本伤寒论顶格文。

“胸中窒”是腹诊体征之一，是患者自觉症状，又是医者的他觉体征。患者自觉胸部闭塞憋闷感，医者触按胸部觉得胀满，患者有憋闷加重感或轻微疼痛不适。

78. 伤寒五六日，大下之后，身热不去，心中结痛者，未欲解也，栀子豉汤主之。

阐释： 本条文为康平本伤寒论顶格文。“心中结痛”应该是患者的自觉症状，形容心前区或胸骨后的束痛或拘急疼痛不适，部分心脏植物神经功能紊乱症，可从本方论治。

79. 伤寒下后，心烦腹满，卧起不安者，栀子厚朴汤主之。

栀子厚朴汤方

栀子十四个（擘）　厚朴四两（炙，去皮）　枳实四枚（水浸，炙令黄）

上三味，以水三升半，煮取一升半，去滓，分二服，温进一服（得吐者，止后服）。

阐释： 本条文为康平本伤寒论顶格文。

太阳病伤寒误下，致心烦，腹胀满，坐卧不安者，栀子厚朴汤主之。“腹满”是腹诊体征之一。既是患者的自觉症状，又是医者的他觉体征。患者自觉腹部胀满不适，触诊时，腹部胀满感加重而无疼痛不适。

80. 伤寒，医以丸药大下之，身热不去，微烦者，栀子干姜汤主之。

栀子干姜汤方

栀子十四个（擘）　干姜二两

上二味，以水三升半，煮取一升半，去滓，分二服，温进一服（得吐者，止后服）。

备注： 本条文为康平本伤寒论顶格文，且康平本此条文多下列文字：大下之后，复发汗，小便不利者，亡津，勿治之。得小便利必自愈。下之后，复发汗，必振寒脉微细。所以然者，以内外俱虚故也。下之后，发汗，昼日烦燥不得眠，夜而安静，不呕不渴，无表证，脉沉微，身无大热者，干姜附子汤主之。栀子干姜汤方：栀子（擘）十四个，干姜一两，上二味，以水三升半，煮取一升半，去滓，分二服，温进一服，得吐者止后服。凡用栀子汤，病人旧微溏者，不可与服之。干姜附子汤方：干姜一两，附子（生去皮切八片）一枚，上二味，以水三升，煮取一升，去滓，顿服。其中“亡津”为旁注文，“所以然者，以内外俱虚故也”为插注文。此内容为宋本伤寒论第 59、60、61 和 81 条文，这或许可以是伤寒论发生错简或被后人挪移过的有力证据之一。

59. 大下之后，复发汗，小便不利者，亡津液故也。勿治之，得小便利，必自愈。

阐释：本条文为康平本伤寒论顶格文，“亡津液故也”写作“亡津”，且为旁注文。在康平本伤寒论中，本条文与第 60、61 条文列在第 80 条文下，我认同此观点，它们附在第 80 条文下更合理；宋本伤寒论将它们列于第 58 条文后、62 条文前，则显得唐突而毫无逻辑。

结合第 71 条文“太阳病，发汗后，大汗出，胃中干，烦躁不得眠，欲得饮水者，少少与饮之，令胃气和则愈”学习可知，本条文证治，当少少与饮之，得小便利，表里自和而愈。本条文是第 58 条文的具体示范。

60. 下之后，复发汗，必振寒，脉微细。所以然者，以内外俱虚故也。

备注：“所以然者，以内外俱虚故也”在康平本伤寒论中为插注文。

61. 下之后，复发汗，昼日烦躁不得眠，夜而安静，不呕，不渴，无表证，脉沉微，身无大热者，干姜附子汤主之。

干姜附子汤方

干姜一两　附子一枚（生用，去皮，切八片）

上二味，以水三升，煮取一升，去滓，顿服。

阐释： 以上两条文为康平本伤寒论顶格文。

古代其实皆遵循日出而作，日落而息，昼日应该是劳作的时候，并非睡眠时间，故“昼日烦躁不得眠”，或为“昼日烦躁不得卧”更合理。昼日因病楚而卧床，以减轻身体不适感，这是常规的做法。太阳病伤寒，因误下后复发汗致虚阳浮越；昼日因大自然阳气本盛，致机体虚阳浮越更甚，故烦躁不得卧，坐卧不安，夜间因阴气盛，虚阳浮越有所减弱，反夜而安静，宜干姜附子汤主之。本条文与第 76 条文是类证鉴别，两者虽表现类似，但前者为虚证，后者却是实证，临证当识之。

81. 凡用栀子汤，病人旧微溏者，不可与服之。

备注： 本条文为康平本伤寒论退 2 格文，列于第 80 条文的栀子干姜汤用法后。

65. 发汗后，其人脐下悸者，欲作奔豚，茯苓桂枝甘草大枣汤主之。

茯苓桂枝甘草大枣汤方

茯苓半斤　桂枝四两（去皮）　甘草二两（炙）　大枣十五枚（擘）

上四味，以甘澜水一斗，先煮茯苓，减二升；内诸药，煮取三升，去滓，温服一升，日三服。

作甘澜水法：取水二斗，置大盆内，以杓扬之，水上有珠子五六千颗相逐，取用之。

阐释： 本条文为康平本伤寒论退 2 格文。

本条文为太阳病误汗致太阴病水饮的证治。除小便不利外，悸亦是水饮病的重要主症。“脐下悸，欲作奔豚”，为水饮重的表现，方中茯苓用量达半斤，桂枝用量四两，表明两者是治疗水饮病要药，是治悸、气上冲的主药。

“脐下悸，欲作奔豚”，是指脐下或下腹部悸动明显，触诊时或有明显的腹主动脉搏动或肌肉的瞤动，甚至可看见肌肉蠕动等。

66. 发汗后，腹胀满者，厚朴生姜半夏甘草人参汤主之。

厚朴生姜半夏甘草人参汤方

厚朴半斤（炙，去皮）　生姜半斤（切）　半夏半升（洗）　甘草二两（炙）　人参一两

上五味，以水一斗，煮取三升，去滓，温服一升，日三服。

备注：本条文为康平本伤寒论退1格文。

67. 伤寒，若吐、若下后，心下逆满，气上冲胸，起则头眩，脉沉紧，发汗则动经，身为振振摇者，茯苓桂枝白术甘草汤主之。

茯苓桂枝白术甘草汤方

茯苓四两　桂枝三两（去皮）　白术　甘草各二两（炙）

上四味，以水六升，煮取三升，去滓，分温三服。

阐释：本条文为康平本伤寒论顶格文。

条文中的“动经”，或许改为“动痉”更合理。因为本条文主要讲述太阳病伤寒，误用吐法或下法后，出现太阴病痰饮证的证治。“颈项强、手足挛、身体强几几、头摇或身体振振摇”者，恰恰也是太阳病伤寒误治致痉病或痰饮病的表现，故将“动经”改为“动痉”，似乎更合乎情理。

结合第15条文看，以上几条文中的“心下悸、脐下悸欲作奔豚、心下逆满，气上冲胸”，皆是气上冲的表现，是使用桂枝或茯苓的主症，正如《神农本草经》所言：“茯苓，味甘平。主胸胁逆气，忧恚，惊邪，恐悸，心下结痛……”“心下逆满，气上冲胸”，多指患者自觉症状，自觉剑突下或上腹部胀满不适，气上顶或上冲感明显，甚则胸骨后亦有气顶感。

本条文与《金匮要略·胸痹心痛短气病脉证并治第九》：“胸痹心中痞气，气结在胸，胸满，胁下逆抢心，枳实薤白桂枝汤主之，人参汤亦主之”相比较，极为相似，临证当类证鉴别。

68. 发汗病不解，反恶寒者，虚故也。芍药甘草附子汤主之。

芍药甘草附子汤方

芍药　甘草各三两（炙）　附子一枚（炮，去皮，破八片）

上三味，以水五升，煮取一升五合，去滓，分温三服（疑非仲景方，康平本伤寒论中未见此句）。

阐释：本条文乃太阳病的类证鉴别，为康平本伤寒论顶格文，其中“虚故也”为旁注文；另外，在康平本伤寒论中，第67、68、69和70条为同一条文。

太阳病伤寒，必恶寒，当汗出而解；今汗出不解，反恶寒甚，知里虚寒证矣，非太阳病表证也。其证或还有心烦、脚挛急等不适，宜芍药甘草附子汤主之。可参考第29条文学习。

69. 发汗，若下之，病仍不解，烦躁者，茯苓四逆汤主之。

茯苓四逆汤方

茯苓四两　人参一两　附子一枚（生用，去皮，破八片）　甘草二两（炙）　干姜一两半

上五味，以水五升，煮取三升，去滓，温服七合，日二服。

阐释：本条文为康平本伤寒论顶格文。

太阳病，当发汗，今下之，此为逆。出现烦躁而厥者，少阴病也，宜茯苓四逆汤主之，可结合第90条文学习；是误治后，知犯何逆，随证治之的诸多例证之一。另外，从上一条文芍药甘草附子汤用炮附子，本条文茯苓四逆汤用生附子或可推知，出现烦躁等虚阳上浮证及出现厥证的阳脱重症，当用生附子急以回阳救逆；若属阳虚证或水饮证时，则用炮附子以温阳或温阳化饮。

70. 发汗后，恶寒者，虚故也；不恶寒，但热者，实也。当和胃气，与调胃承气汤。

调胃承气汤方

芒硝半升　甘草二两（炙）　大黄四量（去皮，清酒洗）

上三味，以水三升，煮取一升，去滓，内芒硝，更煮两沸，顿服。

阐释：本条文实乃第 68 条文的补充说明及寒热虚实病性鉴别诊断。

太阳病伤寒，发汗后，仍恶寒者，里虚寒证也，非太阳病伤寒；若发汗后，不恶寒，但热者，传变为阳明病里热实证也，当和胃气，与调胃承气汤。故本条文乃寒热虚实病性鉴别诊断的列举。

由此可见，伤寒论真实存在寒热虚实病性诊断思想。《金匮要略·腹满寒疝宿食病脉证治第十》“病者腹满，按之不痛为虚，痛者为实，可下之……腹满时减，复如故，此为寒，当与温药”的表述，亦可佐证。

82. 太阳病发汗，汗出不解，其人仍发热，心下悸，头眩，身瞤动，振振欲擗地者，真武汤主之。

真武汤方

茯苓　芍药　生姜（切）各三两　白术二两　附子一枚（炮，去皮，破八片）

上五味，以水八升，煮取三升，去滓，温服七合，日三服。

阐释：本条文为康平本伤寒论顶格文。

从“太阳病发汗，汗出不解，其人仍发热”的表述可以看出，此为太阳病的变证，其后言“心下悸，头眩，身瞤动，振振欲擗地”，知其或许传变为少阴病水饮证也。真武汤乃温阳化饮之剂。结合第 28 条文学习可发现，真武汤或是桂枝去桂加白芍茯苓白术汤加附子而成，方中炮附子与生姜配伍，温阳化饮，是主药。

结合第 67 条比较学习，茯苓桂枝白术甘草汤证的水饮更重，出现心下逆满、气上冲胸、身体动痉的症状，故加大茯苓桂枝的用量，以袪饮降冲；真武汤虽同为治饮之剂，但其加用炮附子，故温阳之功更长。另外，从两者分别治“心下逆满，气上冲胸，起则头眩，脉沉紧，发汗则动经，身为振振摇”及“头眩，身瞤动，振振欲僻地”看，临床部分颈椎病、震颤、小脑疾病和帕金森综合征等，或皆可从茯苓桂枝白术甘草汤、真武汤等痰饮论治。

小结：以上为太阳病伤寒误汗后，产生的各种变证及其相应证治条文。

83. 咽喉干燥者，不可发汗。

84. 淋家，不可发汗，发汗必便血。

85. 疮家，虽身疼痛，不可发汗，汗出则痉。

86. 衄家，不可发汗，汗出，必额上陷，脉急紧，直视不能眴，不得眠。

87. 亡血家，不可发汗，发汗则寒栗而振。

88. 汗家，重发汗，必恍惚心乱，小便已阴疼，与禹余粮丸。

89. 病人有（脏）寒，复发汗，胃中冷，必吐蛔。

阐释：以上条文为康平本伤寒论退1格文，且第85、86合为同一条文，第87、88合为同一条文。乃太阳病慎用发汗、甚至禁汗的各种情形列举。

90. 本发汗，而复下之，此为逆也；若先发汗，治不为逆。本先下之，而反汗之，为逆；若先下之，治不为逆。

阐释：本条文为康平本伤寒论退2格文，讲述了表证与里证的重大治疗原则，表证宜汗之，里证宜下之，其原则断不能违背，临床不可不识。

91. 伤寒，医下之，续得下利，清谷不止，身疼痛者，急当救里。后身疼痛，清便自调者，急当救表。救里，宜四逆汤；救表，宜桂枝汤。

四逆汤方

甘草二两（炙）　干姜一两半　附子一枚（生用，去皮，破八片）

上三味，以水三升，煮取一升二合，去滓，分温再服。强人可大附子一枚，干姜三两。

阐释：本条文为康平本伤寒论顶格文，且“四逆汤”写作“回逆汤”，属太阳病误下后，太阳少阴合病，表里同病时的治疗原则。

本条文明言太阳少阴合病时的治疗原则为“先救里，后治表”。不认真理解本条文的话，容易误认为是“里急时先救里，表急时先治表”。结合下一条（第 92 条文）就更明确了。另外，从本条文可看出，少阴病就是里证，太阳病就是表证。仲景重视表里病位诊断，又再一次得到充分体现。

92. 病发热头痛，脉反沉，若不差，身体疼痛，当救其里，宜四逆汤。

阐释：本条文为康平本伤寒论退 1 格文，且标识“若不差”前缺两字，“四逆汤”写作“回逆汤”，属类太阳病的鉴别诊断，更是第 90 条文的补充。

本条文为倒装句，并可能有省文，结合第 90 条文学习，“病发热头痛，身体疼痛，发汗后，若不差，脉反沉者，当救其里，宜四逆汤”，这样理解或许就容易多了，并符合第 90 条文的旨意。

仲景使用附子有一规律，回阳救逆时，使用生附子，且搭配干姜，目的是用生附子快速回阳救脱，救危重患者于倾刻之间，配伍干姜的主要目的，亦是助生附子温阳救里，而不是解生附子毒；治疗慢性病、寒饮病时，则选用炮附子，目的主要是温阳化饮，并适合慢性病长期治疗的需要，其配伍生姜的主要目的，亦是协助炮附子温阳化饮，解附子毒只是次要作用。大家当熟知这一使用规律。

93. 太阳病，先下而不愈，因复发汗，以此表里俱虚，其人因致冒，冒家汗出自愈。所以然者，汗出表和故也，里未和，然后复下之。

阐释：本条文为康平本伤寒论顶格文，但无“以此表里俱虚”，且“冒家汗出自愈。所以然者，汗出表和故也，里未和，然后复下之”为另一退 1 格文。

太阳病，本当发汗解之，今却用下法，此为逆也；太阳病误用下法后，邪陷入里，又反用汗法，此为再逆而水饮内生，故“其人因致冒”。此时，宜先汗出使表和，然后，复下之而里亦和，表里谐和，邪却而愈。这是太阳病反复逆治后的正确处理示范。

120. 太阳病，当恶寒发热，今自汗出，反不恶寒发热，关上脉细数者，以医吐之

过也。一二日吐之者，腹中饥，口不能食；三四日吐之者，不喜糜粥，欲食冷食，朝食暮吐，以医吐之所致也，此为小逆。

阐释：本条文为康平本伤寒论顶格文，其中“此为小逆”为旁注文，标注在“以医吐之过也”旁。另外，“关上脉细数者”写作“脉细数者”；“一二日吐之者，腹中饥，口不能食；三四日吐之者，不喜糜粥，欲食冷食，朝食暮吐，以医吐之所致也”为另一退1格文。

太阳病伤寒，法当发汗而解，今医者不识，反吐之，致自汗出，不恶寒发热，关上脉细数者，传变为太阴病里虚寒证也；是太阳病误用吐法，误治致寒化变证之范例。本条文表明自汗出，多汗可以是太阴病里虚寒证，非独阳明病里热证也。

121. 太阳病吐之，但太阳病当恶寒，今反不恶寒，不欲近衣，此为吐之内烦也。

阐释：本条文为康平本伤寒论退1格文。太阳病，法当发汗而解，今医者反吐之，其人素体壮实，热化致阳明病变证之情形。

122. 病人脉数，数为热，当消谷引食，而反吐者，此以发汗，令阳气微，膈气虚，脉乃数也。数为客热，不能消谷，以胃中虚冷，故吐也。

阐释：本条文为康平本伤寒论退1格文。此条文或有脱文，可能是太阴病虚寒证的类证鉴别。脉数有力，消谷引食者，胃中热也。今虽脉数，但引食而反吐，朝食暮吐者，此因发汗，令阳气微，膈气虚，胃中虚冷也。此时，当脉数而无力。本条文与上一条文，或是对第120条文的进一步注释，故本条文的脉数当是脉细数无力，呕吐亦可能为烦躁、呕吐或朝食暮吐。由此可见，脉象是否有力、消化功能的好坏，乃寒热虚实鉴别要点之一。

127. 太阳病，小便利者，以饮水多，必心下悸；小便少者，必苦里急也。

阐释：本条文为康平本伤寒论退2格文，或许有脱文。

"太阳病，小便利者，与水少少饮之，当汗出表和而解；今以饮水多者，必心下悸；太阳病，若小便少者，以饮水多，必苦里急也"，这样理解是否更合理？前者或者桂枝加桂汤主之，后者或许宜真武汤主之。

本条文结合第71、75条文及《金匮要略·痰饮咳嗽病脉证并治第十二》"夫病人饮水多，必暴喘满。凡食少饮多，水停心下，甚者则悸，微者短气。脉双弦者，寒也。皆大下后，里虚。脉偏弦者，饮也"学习可知，太阳病治不得法或饮水过多，易形成水饮病，临床不可不知。

里急，既是患者自觉症状，又是医者他觉腹征，指患者自觉下腹部拘急或拘紧不适，触诊时，轻按下腹部或腹股沟，觉腹壁紧张度高，重按反觉底部抵抗力稍弱，是阳虚里寒或阳虚水泛的表现。

162. 下后，不可更行桂枝汤；若汗出而喘，无大热者，可与麻黄杏子甘草石膏汤。

麻黄杏子甘草石膏汤方

麻黄四两　杏仁五十个（去皮尖）　甘草二两（炙）　石膏半斤（碎，绵裹）

上四味，以水七升，先煮麻黄，减二升，去白沫，内诸药，煮取三升，去滓，温服一升。本云黄耳柸。

阐释：本条文为康平本伤寒论退1格文，且"下后，不可更行桂枝汤"前多"喘家"两字，表现得更为合理。

太阳病，汗出而喘，当桂枝加厚朴杏子汤主之；今太阳病，下后，若汗出而喘，无大热者，可与麻黄杏子甘草石膏汤。当是太阳病误下后发生的变证。或许当仍有汗出较甚，不恶寒，烦渴之症及脉象上的区别。

168. 伤寒，若吐、若下后，七八日不解，热结在里，表里俱热，时时恶风，大渴，舌上干燥而烦，欲饮水数升者，白虎加人参汤主之。

白虎加人参汤方

知母六两　石膏一斤（碎）　甘草二两（炙）　人参二两　粳米六合

上五味，以水一斗，煮米熟汤成，去滓，温服一升，日三服。（此方立夏后、立秋前，乃可服；立秋后不可服；正月、二月、三月尚凛冷，亦不可与服之，与之则呕利而腹痛。诸亡血虚家，亦不可与，得之则腹痛，利者但可温之，当愈。在康平本伤寒论中为插注文）。

阐释：本条文为康平本伤寒论顶格文，且“热结在里”为插注文。

太阳病伤寒，若吐、若下误治后，出现大渴、烦躁者，白虎加人参汤主之。其“热结在里”的表述表明，本条文的“表里俱热”指机体表里内外，俱有明显热象，属阳明里热证，而非表里俱热证。

169. 伤寒，无大热，口燥渴，心烦，背微恶寒者，白虎加人参汤主之。

备注：本条文为康平本伤寒论顶格文。

170. 伤寒，脉浮，发热无汗，其表不解，不可与白虎汤。渴欲饮水，无表证者，白虎加人参汤主之。

阐释：本条文为康平本伤寒论顶格文，其中“其表不解，不可与白虎汤”为插注文。

本条文“其表不解，不可与白虎汤。渴欲饮水，无表证者，白虎加人参汤主之”的表述，表明白虎汤只适用于阳明病热证，不可用于仍有表证者。如果临床遇到兼有表证者，则需依据实际情况而酌加太阳病相应方药，例如白虎加桂枝汤证，切不可教条化。

另外，本条文“表不解，无表证者”的反复表述，更是印证了伤寒论重视表里病位诊断的事实。

128. 问曰：病有结胸，有脏结，其状何如？按之痛，寸脉浮，关脉沉，名曰结胸也。

129. 何谓脏结？答曰：如结胸状，饮食如故，时时下利，寸脉浮，关脉小细沉紧，名曰脏结，舌上白胎滑者，难治。

阐释：以上两条文为康平本伤寒论退 2 格文，“病有结胸”写作“病在结胸”，且第 128 与 129 条文合为同一条文。

“脏结，如结胸状，饮食如故，时时下利”表明，结胸证应该是不欲食。为何？脏结者，里虚寒证，其饮食如故，或许是脏腑功能未完全衰竭，自行补充阳气的自救行为；结胸证，不欲食，则是因里有痰饮实邪阻滞，气机不畅，脾胃运化障碍及机体为避免加重脾胃负担，主动减少进食量。两者均属脏腑自我保护功能的体现。

130. 脏结无阳证，不往来寒热（一云，寒而不热），其人反静，舌上胎滑者，不可攻也。

阐释：本条文为康平本伤寒论退 2 格文。

“藏结无阳证”，此阳证为表证、热证之意，即藏结为里虚寒证，非表证、热证也。同时，表明结胸证或可有往来寒热不适，结合第 136 条文学习，亦可佐证之，这意味着表现为“往来寒热、颈项强、心下硬痛”的结胸证亦应该与小柴胡汤证相鉴别。

131. 病发于阳而反下之，热入因作结胸；病发于阴而反下之（一作汗出），因作痞也。所以成结胸者，以下之太早故也。结胸者，项亦强，如柔痓状，下之则和，宜大陷胸丸。

大陷胸丸方

大黄半斤　葶苈子半升（熬）　芒硝半升　杏仁半升（去皮尖，熬黑）

上四味，捣筛二味；内杏仁、芒硝合研如脂，和散，取如弹丸一枚；别捣甘遂末一钱匕，白蜜二合，水二升，煮取一升，温，顿服之，一宿乃下。如不下，更服，取下为效，禁如药法。

阐释：本条文为康平本伤寒论退 1 格文，且断为三条文，而非同一条文。

条文中的“阴阳”指表里，病发于表而反下之，热入因作结胸；病发于里而反下之，因作痞也；点明了结胸证、痞证的成因。从大陷胸丸证的临床表现及大陷胸丸药物组成看，结胸证为阳明病痰饮热证。《神农本草经》言：“大黄：味苦寒。主下瘀血，血闭，寒热，破癥瘕积聚，留饮，宿食，荡涤肠胃，推陈致新；葶苈，味辛寒。主癥瘕积聚，结气，饮食，寒热，破坚；杏核仁：味甘温。主咳逆上气，雷鸣……贲豚”；《名医别录》言：“芒硝：味辛、苦，大寒。主治五脏积聚，久热、胃闭，除邪气，破留血、腹中痰实结搏，通脉，利大小便及月水，破五淋，推陈致新”。由此可见，大陷胸丸确有泻下阳明热邪，涤荡痰饮血闭之功。

132.结胸证，其脉浮大者，不可下，下之则死。

133.结胸证悉具，烦躁者亦死。

阐释：以上两条文为康平本伤寒论退1格文，且合为同一条文，属结胸证禁下及预后不良情形。

134.太阳病，脉浮而动数，浮则为风，数则为热，动则为痛，数则为虚。头痛发热，微盗汗出，而反恶寒者，表未解也。医反下之，动数变迟，膈内拒痛，胃中空虚，客气动膈，短气躁烦，心中懊憹，阳气内陷，心下因硬，则为结胸，大陷胸汤主之。若不结胸，但头汗出，余处无汗，剂颈而还，小便不利，身必发黄。

大陷胸汤方

大黄六两（去皮）　芒硝一升　甘遂一钱匕

上三味，以水六升，先煮大黄取二升，去滓，内芒硝，煮一两沸；内甘遂末，温服一升。得快利，止后服。

阐释：本条文为康平本伤寒论顶格文，其中“浮则为风，数则为热，动则为痛，数则为虚”为插注文，“胃中空虚，客气动膈”为旁注文，“若不结胸”写作“若不大结胸”。

“太阳病，脉浮而动数，头痛发热，微盗汗出，而反恶寒”者，表未解也，当麻黄汤主之。但医不识而反下之，出现“寸脉浮，关脉迟，膈内拒痛，短气躁烦，心中懊憹，心下因硬”者，乃邪气内陷而为结胸，大陷胸汤主之；若出现“但头汗出，余处无汗，剂颈而还，小便不利，身必发黄”者，为不结胸，乃少阳病，小柴胡汤或大柴胡汤主之，另外，尚存在阳明病茵陈蒿汤证的可能，一切依实际情形而定；若出现“小便自利，身发黄”者，当抵当汤主之。

本条文乃131条文的具体范例，是太阳病伤寒表证误下，形成结胸证或少阳病证治情形列举，是仲景“知犯何逆，随证治之”治疗原则体现的生动病例之一。

《神农本草经》言：“大黄，味苦寒。主下瘀血，血闭，寒热，破癥瘕积聚，留饮，宿食，荡涤肠胃，推陈致新；甘遂，味苦寒。主大腹疝瘕，腹满，面目浮肿，留饮宿食，破癥坚积聚，利水谷道”。《名医别录》言：“芒硝，味辛、苦，大寒。主治五脏积聚，久热、胃闭，除邪气，破留血、腹中痰实结搏，通脉，利大小便及月水，破五淋，推陈致新”。由此可见，大陷胸汤主治阳明病痰饮热证，且为汤剂，作用更为猛烈，故当中病即止，不宜久服。

“膈内拒痛，心下因硬”，既是患者自觉症状，又是医者他觉腹征。这是指胸骨后疼痛，剑突下硬满痛，按压胸骨、剑突下或上腹部，多有疼痛拒按，腹壁紧张度高，重按痛拒且底部抵抗感强。

135. 伤寒六七日，结胸热实，脉沉而紧，心下痛，按之石硬者，大陷胸汤主之。

阐释： 本条文为康平本伤寒论顶格文，点明结胸证为里热实证。与白虎汤证、承气汤证、抵当汤证一样，同为阳明病，但同中又有异。白虎汤证乃里热证，大陷胸汤辈证，不但有里热，而且有实邪；与承气汤辈、抵当汤辈相比较，虽同有里热实邪，但承气汤辈为单纯的里热实证，抵当汤辈为里热血瘀实证，大陷胸汤辈则为里热痰饮实证，不可不辨。

“心下痛，按之石硬”，表明结胸证腹诊时，剑突下或上腹部腹壁紧张度极高，按之如石硬且疼痛拒按，深按觉底部抵抗感明显。

136. 伤寒十余日，热结在里，复往来寒热者，与大柴胡汤；但结胸，无大热者，此为水结在胸胁也，但头微汗出者，大陷胸汤主之。

大柴胡汤方

柴胡半斤　黄芩三两　芍药三两　半夏半升（洗）　生姜五两（切）　枳实四枚

（炙）　大枣十二枚（擘）

上七味，以水一斗二升，煮取六升，去滓，再煎（取三升），温服一升，日三服（一方，加大黄二两。若不加，恐不名大柴胡汤。在康平本伤寒论中为插注文）。

阐释：本条文为康平本伤寒论顶格文，其中“无大热者，此为水结在胸胁也”为旁注文。条文表明结胸证与少阳病类似，当类证鉴别。

结合第130条文“脏结无阳证，不往来寒热，其人反静，舌上胎滑者，不可攻也”，第142条文“太阳与少阳并病，头项强痛，或眩冒，时如结胸，心下痞硬者，当刺大椎第一间、肺俞、肝俞，慎不可发汗”，第143条文“妇人中风，发热恶寒，经水适来，得之七八日，热除而脉迟身凉，胸胁下满如结胸状”，第171条文“太阳少阳并病，心下硬，颈项强而眩者，当刺大椎、肺俞、肝俞。慎勿下之”学习，表明结胸证与少阳病类似，当类证鉴别；亦表明结胸证或可有往来寒热，或可有下一条文的潮热不适。少阳病胸胁满而不痛，结胸证则胸胁满痛，按之痛或心下、心下至少腹满硬痛拒按，应该是两者的主要鉴别要点。

137．太阳病，重发汗而复下之，不大便五六日，舌上燥而渴，日哺所小有潮热，从心下至少腹硬满而痛不可近者，大陷胸汤主之。

阐释：本条文为康平本伤寒论顶格文，且与138条文合为同一条文，“日哺所小有潮热”后接有“发心胸大烦”五字。

“太阳病，重发汗而复下之，不大便五六日，舌上燥而渴，日哺所小有潮热”者，调胃承气或大承气汤主之；若伴“从心下至少腹硬满而痛不可近”者，则大陷胸汤主之。

138．小结胸病，正在心下，按之则痛，脉浮滑者，小陷胸汤主之。

小陷胸汤方

黄连一两　半夏半升（洗）　栝蒌实大者一枚

上三味，以水六升，先煮栝蒌，取三升，去滓；内诸药，煮取二升，去滓，分温三服。

阐释：本条文为康平本伤寒论顶格文，且“小结胸病”写作“少结胸病”。

“小结胸病，正在心下，按之则痛”表明，小结胸证与大结胸证的区别在于疼痛范围及程度大有不同。另外，本条文亦提示我们，部分胃炎、胃溃疡、胆囊炎和胆石症可从小陷胸汤论治。

139．太阳病二三日，不能卧，但欲起，心下必结，脉微弱者，此本有寒分也。反下之，若利止，必作结胸；未止者，四日复下之，此作协热利也。

阐释：本条文为康平本伤寒论顶格文，其中“此本有寒分也”写作“此本有寒饮也”，且为旁注文。

“太阳病二三日，不能卧，但欲起，心下必结，脉微弱”者，痞证也，甘草泻心汤主之；不识此痞证，反下之，若利止，必作结胸；若未止者，四日复下之，邪当协利而泄而解。本条文为痞证误下后两种不同的转归描述。另外，“太阳病不解，热结膀胱者，其人如狂，血自下，下者愈”，这是太阳病误用下法的自愈另一情形。结合第106、124条文学习，发现太阳病误下可形成桃核承气汤证、抵当汤证及大陷胸汤证的类似证，临床不可不辨。下面紧随的第140条文更是印证了我的见解，并罗列了太阳病误下后诸多不同的转归。

“心下必结”，可能是剑突下或胃脘部拘急上顶感或支撑绷紧感，是患者的自觉症状，也是医者的腹诊体征。

140．太阳病下之，其脉促，不结胸者，此为欲解也；脉浮者，必结胸；脉紧者，必咽痛；脉弦者，必两胁拘急；脉细数者，头痛未止；脉沉紧者，必欲呕；脉沉滑者，协热利；脉浮滑者，必下血。

阐释：本条文为康平本伤寒论顶格文，其中“此为欲解”为旁注文，且“太阳病下之，其脉促，不结胸者”后标识缺文六字；“脉浮者，必结胸，脉紧者，必咽痛；脉弦者，必两胁拘急；脉细数者，头痛未止；脉沉紧者，必欲呕；脉沉滑者，协热利；脉浮滑者，必下血”，为另一退1格文。

脉促是患者正气尚足，欲驱邪外出之象，“太阳病下之，其脉促，不结胸者，此为欲解也”，这又是很好的自愈例证。

“太阳病下之，脉浮者，必结胸”，小陷胸汤主之；“太阳病下之，脉紧者，必咽痛”，麻黄汤主之；“太阳病下之，脉弦者，必两胁拘急”，柴胡桂枝汤主之；“太阳病下之，脉细数者，头痛未止”，吴茱萸汤主之；“太阳病下之，脉沉紧者，必欲呕”，或为藏结，吴茱萸汤主之；“脉沉滑者，协热利”，白头翁汤主之；“太阳病下之，脉浮滑者，必下血”，桃核承气汤主之。

《金匮要略·疮痈肠痈浸淫病脉证并治第十八》：肠痈者，少腹肿痞，按之即痛如淋，小便自调，时时发热，自汗出，复恶寒。其脉迟紧者，脓未成，可下之，当有血。脉洪数者，脓已成，不可下也。大黄牡丹汤主之。

大黄牡丹汤方

大黄四两　牡丹一两　桃仁五十个　瓜子半升　芒硝三合

上五味，以水六升，煮取一升，去滓，内芒硝，再煎沸，顿服之，有脓当下；如无脓，当下血。

阐释：本条文摘自金匮要略，可否理解为少腹部的结胸证？“少腹肿痞”主要是医者触诊时的他觉体征，指少腹触及肿物，其肿物因是肠管或肿物脓成，故按之觉得痞软或有波动感。

141．病在阳，应以汗解之，反以冷水潠之，若灌之，其热被劫不得去，弥更益烦，肉上粟起，意欲饮水，反不渴者，服文蛤散；若不差者，与五苓散。寒实结胸，无热证者，与三物小陷胸汤，白散亦可服。

文蛤散方

文蛤五两

上一味，为散。以沸汤和一寸方匕服，汤用五合。

五苓散方

猪苓十八铢（去黑皮） 泽泻一两六铢 白术十八铢 茯苓十八铢 桂枝半两（去皮）

上五味，为散，更于臼中杵之。以白饮和方寸匕服之，日三服。多饮暖水，汗出愈。

白散方

桔梗三分 巴豆一分（去皮心，熬黑，研如脂） 贝母三分

上三味，为散；内巴豆更于臼中杵之，以白饮和服。强人半钱匕，羸者减之。病在膈上必吐，在膈下必利，不利，进热粥一杯；利过不止，进冷粥一杯。（身热皮栗不解，欲引衣自覆，若以水潠之洗之，益令热劫不得出，当汗而不汗则烦，假令汗出已，腹中痛，与芍药三两如上法。此句在康平本伤寒论中为另一退1格文）。

阐释：本条文为康平本伤寒论顶格文，其中“白散亦可服”为插注文，“反不渴者”写作“反少渴者”。

“病在阳，应以汗解之”这里的阳，指表；即病在表，应以汗解之。“反以冷水潠之，若灌之，其热被劫不得去，弥更益烦，肉上粟起，意欲饮水，反不渴者，服文蛤散；若不差者，与五苓散。寒实结胸，无热证者，与三物小陷胸汤，白散亦可服”，这是用水治疗不当，致不同类型水饮内生之证治，可以与第74、75、117和127条文参照对比学习。

142. 太阳与少阳并病，头项强痛，或眩冒，时如结胸，心下痞硬者，当刺大椎第一间、肺俞、肝俞，慎不可发汗；发汗则谵语，脉弦，五日谵语不止，当刺期门。

阐释：本条文为康平本伤寒论退2格文，讲述类结胸证的鉴别与诊治。

与第171条文互参对比，本条文多一个“心下痞硬”，属痞证范畴，当刺大椎第一间、肺俞、肝俞，慎发汗；若不解，依据第136条文，大柴胡汤或可主之。

结合第150条文“太阳少阳并病，而反下之，成结胸，心下硬，下利不止，水浆不下，其人心烦”学习可知，太阳少阳并病误下，可发展成为结胸证。

“心下痞硬”是自、他觉症状与腹征，患者自觉剑突下或胃脘部气塞而又有胀硬感；医者触按之，剑突下或胃脘部腹壁肌张力高而有发硬感，深触之腹壁抵抗力中等，或有轻度压痛不适。

143. 妇人中风，发热恶寒，经水适来，得之七八日，热除而脉迟身凉，胸胁下满如结胸状，谵语者，此为热入血室也。当刺期门，随其实而取之。

阐释：本条文为康平本伤寒论退2格文，讲述类结胸证，热入血室的证治。

妇人太阳病中风，发热恶寒，经水适来，得之七八日，血弱气尽，邪趁虚而入里，胸胁下满如结胸状者，为太阳少阳并病或合病；若出现热除而脉迟身凉，胸胁下满如结胸状，谵语者，则为热入血室也。因经水适来，刺期门，邪易随经血而泄，然后随其实而取之，即随势治之；如不解，可依据实际情况，以柴胡加龙骨牡蛎汤、桃核承气汤或抵当汤主之。随其实而取之，因势而解，是伤寒论证治的一个重要法则。

本条文为类结胸证，表明少阳病当与结胸证作类证鉴别，且妇人值逢月经期中风，易从少阳病，变证为阳明病热入血室证，临证当须知。

“胸胁下满如结胸状”，既是患者自觉症状，更是医者触诊腹诊。患者自觉胸胁及肋弓下胀满发硬不适，医者触诊时，觉得肋弓下腹壁紧张度高，腹壁抵抗力强而有硬紧感或轻度压痛不适。

144. 妇人中风七八日，续得寒热，发作有时，经水适断者，此为热入血室，其血必结，故使如疟状，发作有时，小柴胡汤主之。

阐释：本条文为康平本伤寒论顶格文，其中“此为热入血室”为旁注文。

妇人中风七八日，续得寒热，如疟状，发作有时者，小柴胡汤主之；若恰逢经水适断者，其血必结，随证而治，以柴胡加龙骨牡蛎汤、桃核承气汤、抵当汤或大陷胸汤主之。小柴胡汤治热入血室证的认识，或来源自这前后共三条文的错误注释，小柴胡汤治热入血室证，至此或可休矣！

本条文论述少阳病小柴胡汤证治及热入血室变证，指出妇人患少阳病迁延日久，若恰逢经水适断，热不得随经血而泄，易致热与血结证或结胸证等变证情形。病证的变化多端，由此可管窥。

145. 妇人伤寒，发热，经水适来，昼日明了，暮则谵语，如见鬼状者，此为热入血室。无犯胃气及上二焦，必自愈。

阐释： 本条文为康平本伤寒论退1格文。

结合143条文可知，妇人伤寒，少阳病不解，若恰逢经水适来或适断者，易出现热入血室证而谵语，故谵语当为热入血室主症之一。再结合第124、125条文的“其人发狂、其人如狂”可知，热入血室证，必有神志异常表现。

无犯胃气及上二焦（即没有谵语、胃家实及恶寒等），因经水适来，邪易随经血而泄，邪有泄路，热不与血结，故易自愈。此条文“无犯胃气及上二焦”的表述，亦隐约暗示我们，只要没有表证、表里同病或里证的临床表现，皆可诊断为半表半里证。从第142至145条文，主要是讲类结胸证的鉴别诊断。

以下条文开始讲痞证，我从胸至腹按部位顺序及表里病位顺序而重新排列条文。另外，我还摘取部分金匮要略有关胸胁部痞证条文，以逮伤寒条文之不全面。

（金匮要略·胸痹心痛短气病脉证治第九）：胸痹心中痞气，气结在胸，胸满，胁下逆抢心，枳实薤白桂枝汤主之；人参汤亦主之。

枳实薤白桂枝汤方

枳实四枚　厚朴四两　薤白半斤　桂枝一两　栝蒌实（捣）一枚

上五味，以水五升，先煮枳实、厚朴，取二升，去滓，内诸药，煮数沸，分温三服。

人参汤方

人参　甘草　干姜　白术　各三两

上四味，以水八升，煮取三升，温服一升，日三服。

备注： 本条文尚需与第67条文“伤寒，若吐、若下后，心下逆满，气上冲胸，起则头眩，脉沉紧，发汗则动经，身为振振摇者，茯苓桂枝白术甘草汤主之”，作类证鉴别。本条文或许以胸痹、胸部满闷为特点。

（金匮要略·胸痹心痛短气病脉证治第九）：心中痞，诸逆，心悬痛，桂枝生姜枳实汤主之。

桂枝生姜枳实汤方

桂枝三两　生姜三两　枳实五枚

上三味，以水六升，煮取三升，分温三服。

（金匮要略·痰饮咳嗽病脉证并治第十二）：膈间支饮，其人喘满，心下痞坚，面色黧黑，其脉沉紧，得之数十日，医吐下之不愈，木防己汤主之。虚者即愈，实者三日复发，复与不愈者，宜木防己汤去石膏加茯苓芒硝汤主之。

木防己汤方

木防己三两　石膏十二枚（鸡子大）　桂枝二两　人参四两

上四味，以水六升，煮取二升，分温再服。

木防己汤去石膏加茯苓芒硝汤方

木防己二两　桂枝二两　人参四两　芒硝三合　茯苓四两

上五味，以水六升，煮取二升，去滓，内芒硝，再微煎，分温再服，微利则愈。

阐释：本条文乃支饮引起的痞证，为虚实夹杂痞证。结合后面的学习可知，痞证亦分寒热虚实不同类型。

（金匮要略·痰饮咳嗽病脉证并治第十二）：卒呕吐，心下痞，膈间有水，眩悸者，小半夏加茯苓汤主之。

小半夏加茯苓汤方

半夏一升　生姜半斤　茯苓三两（一法四两）

上三味，以水七升，煮取一升五合，分温再服。

以下为伤寒论论述痞证证治条文。

146. 伤寒六七日，发热，微恶寒，支节烦疼，微呕，心下支结，外证未去者，柴胡桂枝汤主之。

柴胡桂枝汤方

桂枝一两半（去皮）　芍药一两半　黄芩一两半　人参一两半　甘草一两（炙）　半夏二合半（洗）　大枣六枚（擘）　生姜一两半（切）　柴胡四两

上九味，以水七升，煮取三升，去滓，温服一升。（本云：人参汤，作如桂枝法，加半夏、柴胡、黄芩，复如柴胡法，今用人参，作半剂。在康平本伤寒论中为插入注文，且“作半剂”前多一“各”字）。

阐释：本条文为康平本伤寒论顶格文，讲述太阳少阳合病痞证证治。

“伤寒六七日，发热，微恶寒，支节烦疼”，表明外证未去，即表证未解也；然其后继述“微呕，心下支结”，即发热、呕吐、心下支结不适，此为少阳病也，故本条文实乃太阳少阳合病之痞证，宜柴胡桂枝汤主之。

“心下支结”，指患者感到剑突下、肋弓下有物支撑感，医者腹诊时，腹直肌或肋弓下拘紧，有轻度压痛。

147. 伤寒五六日，已发汗而复下之，胸胁满微结，小便不利，渴而不呕，但头汗出，往来寒热，心烦者，此为未解也，柴胡桂枝干姜汤主之。

柴胡桂枝干姜汤方

柴胡半斤　桂枝三两（去皮）　干姜二两　栝蒌根四两　黄芩三两　牡蛎二两（熬）　甘草二两（炙）

上七味，以水一斗二升，煮取六升，去滓，再煎取三升，温服一升，日三服。初服微烦，复服，汗出便愈。

阐释： 本条文为康平本伤寒论顶格文。

伤寒五六日，邪入半表半里（结合第148、149条文可推知），已发汗而复误下，阳气受损，致少阳病痞证形成，故出现“胸胁满微结，小便不利，渴而不呕，但头汗出，往来寒热，心烦”者，柴胡桂枝干姜汤主之。方中柴胡、黄芩、牡蛎除往来寒热、胸胁满微结，桂枝、甘草、牡蛎治心烦、心悸及小便不利，栝蒌根止渴。

“胸胁满微结”，可能是指患者觉得胸胁胀满伴轻微撑胀感，医者按压胸部、剑突下、肋弓时，有胀满加重感及肋弓下腹壁轻微拘紧感。

148. 伤寒五六日，头汗出，微恶寒，手足冷，心下满，口不欲食，大便硬，脉细者，此为阳微结，必有表，复有里也。脉沉，亦在里也。汗出，为阳微。假令纯阴结，不得复有外证，悉入在里，此为半在里半在外也。脉虽沉紧，不得为少阴病。所以然者，阴不得有汗，今头汗出，故知非少阴也，可与小柴胡汤。设不了了者，得屎而解。

阐释： 本条文为康平本伤寒论顶格文，其中“此为阳微结，必有表，复有里也。脉沉，亦在里也”为旁注文；“汗出，为阳微。假令纯阴结，不得复有外证，悉入在里，此为半在里半在外也。脉虽沉紧，不得为少阴病。所以然者，阴不得有汗，今头汗出，故知非少阴也”为插注文。本条文乃少阳病痞证伴微厥逆时的鉴别条文。

少阳病为半表半里证，源于此条文。“伤寒五六日，头汗出，微恶寒”表证仍具，“手足冷，心下满，口不欲食，大便硬，脉细或沉”里证亦具，故曰：“此为阳微结，必有表，复有里，此为半在里半在外也，可与小柴胡汤”。因表证未完全解除，里热初成，气机运行不畅，阳气轻微郁结，出现手足冷、心下满、口不欲食、大便硬等不适，故曰“此为阳微结”，即里有轻微的阳气郁结。若不与小柴胡汤，任由机体自调，如能大便自下者，将自愈。从本条文的“心下满”及第146条文的“心下支结”表述可知，日本汉方经验柴胡类方可治心下痞或源于此。

另外，本条文亦表明半表半里证者，可同时具有表、里部症状及胸胁或心下部胀满不适，其与表里同病的唯一区别，就是前者伴有胸胁胀满、头汗出不适，而后者无。本条文因有“手足冷、口不欲食、脉细或沉”不适，容易误认为是少阴病厥证，故临床需与之相鉴别。仲景注重类证鉴别，真是做到无处不在。

关于“半在里半在外”的表述，到底是指半表半里证，还是指症状部分表现在表部、部分表现在里部？个人认为依据条文“假令纯阴结，不得复有外证，悉入在里”的表述，当指半表半里证更合理。

149. 伤寒五六日，呕而发热者，柴胡汤证具。而以他药下之，柴胡证仍在者，复与柴胡汤。此虽已下之，不为逆，必蒸蒸而振，却发热汗出而解。若心下满而硬痛者，此为结胸也，大陷胸汤主之；但满而不痛者，此为痞，柴胡不中与之，宜半夏泻心汤。

半夏泻心汤方

半夏半升（洗）　黄芩　干姜　人参　甘草（炙）各三两　黄连一两　大枣十二枚（擘）

上七味，以水一斗，煮取六升，去滓，再煎取三升，温服一升，日三服。须大陷胸汤者，方用前第二法。

阐释：本条文为康平本伤寒论顶格文，其中“此虽已下之，不为逆”“此为结胸也”“此为痞”为旁注文，且“此为结胸也”写作“此为结”。

本条文列举了少阳病误下后三种转归及其证治方法。但结合第146、147条文看，当还有少阳病痞证第四种转归情形，临证时不可不知。

“伤寒五六日，呕而发热，而以他药下之，柴胡证仍在者，复与柴胡汤”，此为太阳病误下后的第一种转归情形及证治方法；“伤寒五六日，呕而发热，而以他药下之，若心下满而硬痛者，此为结胸也，大陷胸汤主之”，此为太阳病误下后的第二种转归情形及证治方法；“伤寒五六日，呕而发热，而以他药下之，但满而不痛者，此为痞，柴胡不中与之，宜半夏泻心汤”，此为太阳病误下后的第三种转归情形及证治方法；“呕吐、心下满”是半夏泻心汤主症。另外，从“半夏，生微寒、熟温，有毒。主消心腹胸中膈痰热满结，咳嗽上气，心下急痛坚痞，时气呕逆……人参，微温，无毒。主治肠胃中冷，心腹鼓痛，胸胁逆满，霍乱吐逆，调中……”（《名医别录》）和“干姜：味辛温。主胸满咳逆上气，温中止血……”（《神农本草经》）

看，半夏、人参、干姜应该是半夏泻心汤主药。

从“若心下满而硬痛者，此为结胸也，大陷胸汤主之；但满而不痛者，此为痞，柴胡不中与之，宜半夏泻心汤”表述可知，是否疼痛、按之痛拒，判断是否为结胸证的重要指征。另外，从本条文及下一条文可知，少阳病误下，亦可导致结胸证，非独太阳病过早误下所致。随着后面的学习可知，痞证是一个范围很大的证候群，泻心汤辈只是其中最常见的系列证候而已。

最后，从“病发于阴，而反下之，因作痞；但满而不痛者，此为痞，柴胡不中与之，宜半夏泻心汤”及半夏泻心汤药物组成可推知，此痞证实为阳明病虚实夹杂证或叫作阳明太阴合病更恰当些。

150. 太阳少阳并病，而反下之，成结胸，心下硬，下利不止，水浆不下，其人心烦。

阐释：本条文为康平本伤寒论顶格文，且标识“其人心烦”后缺文五字。结合第 138、142 条文看，本条文或小陷胸汤主之。若未成结胸，心下痞硬，下利不止，则人参汤主之。

151. 脉浮而紧，而复下之，紧反入里则作痞，按之自濡，但气痞耳。

阐释：本条文为康平本伤寒论退 1 格文，讲述寒热虚实痞证的类证鉴别。

此条文或许省略或脱落“太阳病伤寒”，“紧反入里则作痞”，此时的“紧”代表寒邪，即指太阳病伤寒，因汗后不解，复下之，寒邪乘虚入里，则作痞，这是痞证的主要成因。“痞，按之自濡”指剑突下或胃脘部阻塞胀满感，轻按之腹部稍软，深触反底部有抵抗力者，气痞也。“痞，按之自濡”，多为实证、热证。因热性膨胀，反出现心下或腹部阻塞胀满不适。“按之自濡”，只是相对多数属于寒性收引的痞硬、痞坚、支结、腹皮急或里急等腹征而言，并不是按之腹壁松软无力，而是没有腹壁拘紧、绷硬之意。当然，痞硬、痞坚也可有实证、热证，如结胸证、水饮热证等，但它们除了腹壁绷硬外，尚有重按底部抵抗力好或拒按不适，与属寒证、虚证的底部抵抗力不足完全不同，切不可机械。

152. 太阳中风，下利呕逆，表解者，乃可攻之。其人漐漐汗出，发作有时，头痛，心下痞硬满，引胁下痛，干呕短气，汗出不恶寒者，此表解里未和也。十枣汤主之。

十枣汤方

芫花（熬）　甘遂　大戟

上三味，等分，各别捣为散；以水一升半，先煮大枣肥者十枚，取八合，去滓，内药末。强人服一钱匕，羸人服半钱（强人服一钱匕，羸人服半钱，在康平本伤寒论中为插注文）。温服之，平旦服（平旦服，在康平本伤寒论中为旁注文）。若下少，病不除者，明日更服，加半钱（加半钱，在康平本伤寒论中为旁注文），得快下利后，糜粥自养。

阐释：本条文为康平本伤寒论顶格文，其中“表解者，乃可攻之”“此表解里为和也”为旁注文。

“太阳中风，下利呕逆，表解者，乃可攻之”，下利呕逆是动之象、太阳病发生传变入里之象；此时，仍需确认表证罢，方可攻之，此乃治疗原则。“头痛，汗出不恶寒，干呕短气，心下痞硬满，引胁下痛”是结胸证表现，十枣汤治痰饮结胸证。“此表解里未和也”的表述，表明仲景注意表里病位诊断，并认为表里自和是机体健康状态，亦是治疗的追求目标。

“心下痞硬满，引胁下痛”，是患者自觉症状，更是医者触诊之体征。患者觉得剑突下或胃脘区阻塞胀满、拘紧硬胀感，并伴肋弓下疼痛或放射痛；医者触诊按之，觉得剑突下或胃脘区的腹壁胀满绷紧而硬，抵抗感异常明显，可引起胸肋、肋弓下疼痛或伴胸肋、肋弓下压痛。

153. 太阳病，医发汗，遂发热恶寒，因复下之，心下痞。表里俱虚，阴阳气并竭，无阳则阴独，复加烧针，因胸烦，面色青黄，肤瞤者，难治。今色微黄，手足温者，易愈。

阐释：本条文为康平本伤寒论顶格文，且与第154、155、156条文为同一条。其中“无阳则阴独，表里但虚，阴阳气并竭”“面色青黄，肤瞤者，难治。今色微

黄，手足温者，易愈”为插注文，且“表里俱虚，阴阳气并竭，无阳则阴独”写作“无阳则阴独，表里但虚，阴阳气并竭”。

“太阳病，遂发热恶寒，医发汗，因复下之，心下痞”，表明本条文乃太阳病，因误汗后复攻下致心下痞。“表里俱虚，阴阳气并竭，无阳则阴独”，表里俱虚并不是指表里虚弱，而是表里俱空虚之意。即此痞证因误汗下后，阳气与邪气内陷于里，肌表空虚，但又未形成阳明病热实证、热与血结证或热与水结之里实结胸证等，故曰此痞证为表里俱空虚，无实邪胶结之意。结合第93条文“太阳病，先下而不愈，因复发汗，以此表里俱虚，其人因致冒，冒家汗出自愈。所以然者，汗出表和故也，里未和，然后复下之”学习，或许更清晰。若“表里俱虚”指表里虚弱，则不可能言汗出表自和，更不可能谓“里未和，然后复下之”，都虚弱了，怎可能再攻下？“阴阳气并竭”的阴阳指表里，而不是阴阳学说的阴阳概念。竭，在此处有穷尽、用尽、完全、全部之义，所以“阴阳气并竭”指误下后，固表的阳气与邪气完全内陷交困于里，已无表证表现，独有里证表现，故曰“无阳则阴独”。邪气内陷，若出现里实之结胸证，则用大陷胸汤；若出现非实邪阻滞之痞证，则用半夏泻心汤。故“阴阳气并竭，无阳则阴独”并不是阴液阳气衰竭、无阳而独存阴。

“肤瞤”，从“今色微黄，手足温者，易愈”的表述来看，并非指皮肤色润，而是指“肌肤或肌肉瞤动”，是欲动痉、坏病的表现，故言“难治”。其后言“今色微黄，手足温者，易愈”，肤色微黄，明显与面色青黄不同，再加之手足温，表明虽经汗下误治，但阳气受损尚不严重，若经恰当治疗，当易愈。

154. 心下痞，按之濡，其脉关上浮者，大黄黄连泻心汤主之。

大黄黄连泻心汤方

大黄二两　黄连一两

上二味，以麻沸汤二升渍之，须臾，绞去滓，分温再服。

阐释：本条文为康平本伤寒论顶格文，接第153条文“因胸烦”之后，同为一条文，且条文中的“关上”为旁注文。

“胸烦，心下痞，按之濡，其脉浮者，大黄黄连泻心汤主之”，此太阳病伤寒误下后，复用烧针而致的热痞证，宜大黄黄连泻心汤主之。此时的“心下痞”，腹诊时轻按觉得腹壁松软而不失弹性（热性膨胀使然），重按底部反有一定抵抗力。

155．心下痞，而复恶寒汗出者，附子泻心汤主之。

附子泻心汤方

大黄二两　黄连一两　黄芩一两　附子一枚（炮，去皮，破，别煮取汁）

上四味，切三味，以麻沸汤二升渍之，须臾，绞去滓，内附子汁，分温再服。

阐释：本条文在康平本伤寒论中，与153条文为同一顶格文，属太阳病发汗误下后所致的另一痞证情形。

太阳病伤寒误汗复下后，出现心下痞，恶寒汗出者，阳气受损较甚，为虚实夹杂之痞证也，宜附子泻心汤主之。方中以附子扶助因误治而受损之阳气，予大黄、黄连及减量的黄芩，以涤荡误治而内陷，郁而化热之邪。

156．本以下之，故心下痞，与泻心汤；痞不解，其人渴而口燥烦，小便不利者，五苓散主之。

阐释：本条文为康平本伤寒论顶格文，且与153条文为同一条文，其中“本以下之”为旁注文；另康平本伤寒论“五苓散主之”后，多“一方云，忍之，一日乃愈”插注。

心下痞，本因误下所致，当与泻心汤；但其人若伴口渴而躁烦，小便不利，则五苓散主之。“渴而躁烦”五苓散痞证的主症。“其人渴而口燥烦”，言其渴，又曰口燥，重复用语，不符合古语逻辑，可能是“躁”字误刻成“燥”，后人不解，再依此而又加“口”字所致。

此条文当与第147条文互参并鉴别诊断，两者同有“痞，口渴，躁烦，小便不利”，但五苓散证为“心下痞”，柴胡桂枝干姜汤证则伴有“胸胁满微结，往来寒热”。

157. 伤寒，汗出解之后，胃中不和，心下痞硬，干噫食臭，胁下有水气，腹中雷鸣，下利者，生姜泻心汤主之。

生姜泻心汤方

生姜四两（切） 甘草三两（炙） 人参三两 干姜一两 黄芩三两 半夏半升（洗） 黄连一两 大枣十二枚（擘）

上八味，以水一斗，煮取六升，去滓，再煎取三升，温服一升，日三服。

（附子泻心汤，本云加附子。半夏泻心汤、甘草泻心汤，同体别名耳。生姜泻心汤，本云理中人参黄芩汤，去桂枝、术，加黄连并泻肝法，在康平本伤寒论中无此句）。

阐释： 本条文为康平本伤寒论顶格文。

“伤寒，汗出解之后，胃中不和，心下痞硬，干噫食臭，胁下有水气，腹中雷鸣，下利”，表明此时，表证已解，出现里不和之水饮痞证，故方中用大剂量的生姜，以温阳化饮。

“心下痞硬”指剑突下、胃脘区气堵拘紧感不适，触诊时轻按觉得腹壁绷紧，继续用力，腹壁抵抗力反减弱，但重按底部抵抗力尚可，是虚实夹杂证的体征。

158. 伤寒中风，医反下之，其人下利日数十行，谷不化，腹中雷鸣，心下痞硬而满，干呕，心烦不得安。医见心下痞，谓病不尽，复下之，其痞益甚。此非结热，但以胃中虚，客气上逆，故使硬也。甘草泻心汤主之。

甘草泻心汤方

甘草四两（炙） 黄芩三两 半夏半升（洗） 大枣十二枚（擘） 黄连一两 干姜三两

上六味，以水一斗，煮取六升，去滓，再煎取三升，温服一升，日三服。（康平本伤寒论多：附子泻心汤，本云加附子。半夏泻心汤、甘草泻心汤同体别名耳。生姜泻心汤，本云理中人参黄芩汤去桂枝、术，加黄连并泻肝法）

阐释：本条文为康平本伤寒论顶格文，其中“此非结热”为旁注文；“但以胃中虚，客气上逆，故使硬也”为插注文。

“伤寒中风，医反下之，其人下利日数十行，谷不化，腹中雷鸣，心下痞硬而满，干呕，心烦不得安”，或宜生姜泻心汤加附子主之；今医者不识，谓病不尽，复下之，其痞益甚。此非结热，但以胃中虚，客气上逆，故使硬也，甘草泻心汤主之。

心下痞硬的硬，或指腹壁拘紧僵硬感，是寒引收缩的表现。心下濡应当是相对于心下痞硬而言，指腹壁紧张度不高，无绷紧僵硬感，但深按之有抵抗力；心下痞硬则相反，虽腹壁绷紧僵硬但深按之抵抗力弱，是寒证、虚证的表现。故本条文曰：“此非结热，但以胃中虚，客气上逆，故使硬也”。

本条文与上一条文是类证鉴别，同属痞证，均有“心下痞硬，下利，腹中雷鸣”不适；但本条文下利较甚，且谷不化，干呕，心烦，心下痞硬而满，虽虚实夹杂而明显偏阳虚，故我认为或宜生姜泻心汤加附子主之。后者心下痞硬程度较前者轻，伴干噫食臭，表明虽虚实夹杂而偏水饮实证多。

159. 伤寒，服汤药，下利不止，心下痞硬。服泻心汤已，复以他药下之，利不止。医以理中与之，利益甚。理中者，理中焦，此利在下焦，赤石脂禹余粮汤主之。复不止者，当利其小便。

赤石脂禹余粮汤方

赤石脂一斤（碎）　太一禹余粮一斤（碎）

上二味，以水六升，煮取二升，去滓，分温三服。

阐释：本条文为康平本伤寒论顶格文，“理中者，理中焦，此利在下焦”“复不止者，当利其小便”为插注文。

痞证出现下利，当辨清病在中焦，亦或下焦。下利而渴者，当是中焦，理中汤主之；下利不止且不渴者，当病在下焦，赤石脂禹余粮汤主之。若复不止者，当利其小便，宜五苓散主之。这是仲景注重类证鉴别的又一表现。

本条文与上两条皆为类证鉴别，特别是与第 158 条文，两者证候极为相似，均为虚痞证，但赤石脂禹余粮汤证阳虚更甚，或伴有完谷不化、恶寒甚、肢冷、神疲思睡等少阴证候。另外，此证的“心下痞硬”，轻触腹壁拘紧绷硬感更甚，重按较上两证底部抵抗力反更弱。

160. 伤寒吐下后，发汗，虚烦，脉甚微，八九日心下痞硬，胁下痛，气上冲咽喉，眩冒，经脉动惕者，久而成痿。

阐释： 本条文为康平本伤寒论退 1 格文。

结合第 161、67 条文“伤寒，若吐、若下后，心下逆满，气上冲胸，起则头眩，脉沉紧，发汗则动经，身为振振摇者，茯苓桂枝白术甘草汤主之”学习可知，本条文或许是旋覆代赭汤证或苓桂术甘汤证，且当与第 166 条文相鉴别。另外，本条文表明，痞证日久可发展成为痿证。

161. 伤寒，发汗、若吐、若下解后，心下痞硬，噫气不除者，旋覆代赭汤主之。

旋覆代赭汤方

旋覆花三两　人参二两　生姜五两　代赭一两　甘草三两（炙）　半夏半升（洗）　大枣十二枚（擘）

上七味，以水一斗，煮取六升，去滓，再煎取三升，温服一升，日三服。

备注： 本条文为康平本伤寒论顶格文，介绍了伤寒误用汗吐下三法后，病邪离表入里，出现里虚夹水饮时的具体证治方法。

163. 太阳病，外证未除，而数下之，遂协热而利，利下不止，心下痞硬，表里不解者，桂枝人参汤主之。

桂枝人参汤方

桂枝四两（别切）　甘草四两（炙）　白术三两　人参三两　干姜三两

上五味，以水九升，先煮四味，取五升；内桂，更煮取三升，去滓，温服一升，日再，夜一服（日再，夜一服，在康平本伤寒论中为插注文）。

阐释： 本条文为康平本伤寒论顶格文。

从本条文的“数下之，利下不止”可知，“协热而利”指邪因误下陷里而下利，绝非“热利”。故桂枝人参汤，以理中汤温中止利除痞，桂枝甘草助阳托邪外出而解。另外，“太阳病，外证未除，而数下之，表里不解者，桂枝人参汤主之”的表述，表明本条文乃表里同病之痞证，并再一次证明仲景注重表里病位诊断。

从第157条文至163条文的“心下痞硬”表述，印证了其多属虚证、寒证，“心下痞、按之濡”反多属实证、热证的想法。

164. 伤寒大下后，复发汗，心下痞，恶寒者，表未解也。不可攻痞，当先解表，表解乃可攻痞。解表，宜桂枝汤，攻痞，宜大黄黄连泻心汤。

阐释： 本条文为康平本伤寒论顶格文。其中“表未解也”为旁注文，“解表，宜桂枝人参汤，攻痞，宜大黄黄连泻心汤”为插注文，且“解表，宜桂枝汤”写作“解表，宜桂枝人参汤”。

本条文指明痞证合并表证时的治疗原则：当先解表，后攻痞。解表，宜桂枝汤，攻痞，宜大黄黄连泻心汤。由此反证明痞证不属于表证，伤寒论强调表里病位诊断的重要性，由此可见一斑。

165. 伤寒发热，汗出不解，心中痞硬，呕吐而下利者，大柴胡汤主之。

阐释： 本条文为康平本伤寒论顶格文，且“呕吐而下利者”后缺文。

本人觉得此条文不应是大柴胡汤主之，或许五苓散、桂枝人参汤、黄连汤主之更合适。若真为大柴胡汤主之，则表明其非独为泻下而设，尚可疗下利之证；由此是否可将大柴胡汤理解为小柴胡汤+黄芩汤+小承气汤而成？

166. 病如桂枝证，头不痛，项不强，寸脉微浮，胸中痞硬，气上冲喉咽不得息者，此为胸有寒也。当吐之，宜瓜蒂散。

瓜蒂散方

瓜蒂一分（熬黄）　赤小豆一分

上二味，各别捣筛，为散已，合治之，取一钱匕；以香豉一合，用热汤七合，煮作稀糜，去滓；取汁和散，温，顿服之。不吐者，少少加；得快吐，乃止。诸亡血虚家，不可与瓜蒂散（诸亡血虚家，不可与瓜蒂散，在康平本伤寒论中为插注文）。

备注：本条文为康平本伤寒论退 1 格文，其中“此为胸有寒饮也”为旁注文且多一饮字，属类结胸证的痰饮痞证。另外，从本条文看，瓜蒂散亦可能是第 160 条文的主治方药。

167. 病胁下素有痞，连在脐旁，痛引少腹，入阴筋者，此名脏结，死。

阐释：本条文为康平本伤寒论退 2 格文。

“痛引少腹，入阴筋”当是“痛引阴筋入少腹”，即少腹抽痛、痉挛痛剧烈，导致阴茎、阴囊缩入腹部的一种病症。从条文看，本脏结可能是肝寒证，男科的缩阳症或许可以依此而治，并表明脏结亦可出现痞满不适，临床两者当相互鉴别。

171. 太阳少阳并病，心下硬，颈项强而眩者，当刺大椎、肺俞、肝俞。慎勿下之。

阐释：本条文为康平本伤寒论退 2 格文，乃类结胸证的鉴别诊断及证治。

“太阳少阳并病，心下硬，颈项强而眩”与第 142 条文几乎一致，若心下硬痛，腹诊按之硬满而痛，则为结胸证，用大陷胸丸下之则愈；而本条文心下硬而不痛，则属太阳少阳并病，慎勿下之，当刺大椎、肺俞、肝俞，不可不辨。

172. 太阳与少阳合病，自下利者，与黄芩汤；若呕者，黄芩加半夏生姜汤主之。

黄芩汤方

黄芩三两　芍药二两　甘草二两（炙）　大枣十二枚（擘）

上四味，以水一斗，煮取三升，去滓，温服一升，日再，夜一服。

黄芩加半夏生姜汤方

黄芩三两　芍药二两　甘草二两（炙）　大枣十二枚（擘）　半夏半升（洗）　生姜一两半（一方三两，切）

上六味，以水一斗，煮取三升，去滓，温服一升，日再、夜一服（日再、夜一服，在康平本伤寒论中为插注文）。

阐释：本条文为康平本伤寒论顶格文。

何谓合病、并病？有何不同？“合”，甲骨文本义为聚集，通常聚集相见时，大家多先后不一而至，皆非同时到达；“并”的甲骨文，指两个人并排于一起，有同时的意思。故“合病”虽两病、三病同见，但并非初起即见两病或三病，而是先后而合得；“并病”则指起病即见两病或三病，病情更重、更急些，所以两者有所不同。

从本条文看，黄芩汤、小柴胡汤或两方相合，是胃肠型感冒的又一诊治类型。结合葛根黄芩黄连汤可知，黄芩是治下利要药，黄芩、白芍是治下利药对；另外，方中有白芍，说明本条文或许仍有腹痛不适，结合第171条文学习，或许还当有心下痞硬之证。

最后，从黄芩汤药物组成和第256条文“阳明少阳合病，必下利”看，本条文的“太阳与少阳合病，自下利者，与黄芩汤”，或许应该“阳明与少阳合病，自下利者，与黄芩汤”为是。

173. 伤寒，胸中有热，胃中有邪气，腹中痛，欲呕吐者，黄连汤主之。

黄连汤方

黄连三两　甘草三两（炙）　干姜三两　桂枝三两（去皮）　人参二两　半夏半升（洗）　大枣十二枚（擘）

上七味，以水一斗，煮取六升，去滓，温服，昼三、夜二，疑非仲景方。

阐释：本条文为康平本伤寒论顶格文。

从黄连汤组成及剂量看，当是半夏泻心汤去黄芩加桂枝并加大黄连剂量而成，治疗虚实夹杂的痞证。方中干姜、桂枝、人参、炙甘草、大枣（桂枝人参汤）温中除痞，黄连、半夏除热止呕、治下利、疗腹痛。结合157条文“生姜泻心汤，本云理中人参黄芩汤，去桂枝、术，加黄连并泻肝法”可知，半夏、人参、干姜、炙甘草才是治疗痞证的真正要药，亦符合痞证乃里证误下而成的逻辑。

以上皆为痞证证治条文，仲景详细列举了各种痞证的证治。下面继续讲述误用火法后，出现相应变证、坏病的诊治。

110. 太阳病二日，反躁，凡熨其背而大汗出，大热入胃，胃中水竭，躁烦，必发谵语；十余日，振栗，自下利者，此为欲解也。故其汗从腰以下不得汗，欲小便不得，反呕，欲失溲，足下恶风，大便硬，小便当数而反不数，及不多，大便已，头卓然而痛，其人足心必热，谷气下流故也。

阐释： 本条文为康平本伤寒论顶格文，其中“十余日，振栗，自下利者，此为欲解也”“小便当数而反不数，及不多”为插注文，“谷气下流故也”为旁注文，且“故其汗从腰以下不得汗”写作“故其发汗，从腰以下不得汗”。

本条文乃太阳病误用熨法失治后，发生不同转归的情形。第一，太阳病二日，反躁，是太阳病变证的表现，但医者不识，误用熨法大出其汗，致火热入胃，胃中水竭，躁烦，必发谵语，此时转属阳明，宜调胃承气汤或大承气汤主之。第二，误治后，若出现“十余日，振栗，自下利者”，是体壮自愈表现。第三，若误用熨法后，汗出不彻，出现腰以下不得汗，欲小便不得，呕吐者，结合第 231 条文可知，身当发黄，宜小柴胡汤；或结合第 116 条文“脉浮，宜以汗解，用火灸之，邪无从出，因火而盛，病从腰以下，必重而痹”可知，此为火逆证。第四，误用熨法出现大便硬，转属阳明者，小便当数；只有当小便数又大汗出时，胃中才会水竭而致胃家实。今小便反不数及尿量不多，知津液未竭而来复，故大便自出、头卓然而痛，邪从表里分泄而解，机体自愈。因大便自出后，实邪得泄，阳郁得解，阳气得以周流全身，故手足心必热。

112. 伤寒脉浮，医者以火迫劫之，亡阳，必惊狂，卧起不安者，桂枝去芍药加蜀漆牡蛎龙骨救逆汤主之。

桂枝去芍药加蜀漆牡蛎龙骨救逆汤方

桂枝三两（去皮）　甘草二两（炙）　生姜三两（切）　大枣十二枚（擘）　牡

蛎五两（熬） 蜀漆三两（洗去腥） 龙骨四两

上七味，以水一斗二升，先煮蜀漆减二升；内诸药，煮取三升，去滓，温服一升。本云：桂枝汤，今去芍药，加蜀漆、牡蛎、龙骨（本云：桂枝汤，今去芍药，加蜀漆、牡蛎、龙骨，在康平本伤寒论中为插注文）。

阐释：本条文为康平本伤寒论顶格文，其中“亡阳”为旁注文。

本条文表明，亡阳亦可出现惊狂、坐立不安等精神症状，非独阳明实证或阴液亏损证才会出现精神症状。用桂枝去芍药加蜀漆牡蛎龙骨救逆汤平冲降逆潜阳，结合第118条文“火逆下之，因烧针烦躁者，桂枝甘草龙骨牡蛎汤主之”学习，亦可佐证。

113. 形作伤寒，其脉不弦紧而弱，弱者必渴，被火必谵语，弱者发热脉浮，解之当汗出愈。

阐释：本条文为康平本伤寒论退1格文，且“脉不弦紧而弱”为“脉不弦坚而弱”，“弱者必渴”有旁注文“弱者发热”四字，“弱者发热脉浮”写作“弱者发热，脉浮者”。

“形作伤寒，其脉不弦紧而弱，弱者必渴，被火必谵语，弱者发热脉浮，解之当汗出愈”，或许该读作“形作伤寒，其脉不弦紧而弱，弱者发热脉浮，解之当汗出愈。弱者必渴，被火必谵语”。句中的“弱”指脉浮而不弦紧，即“病形似伤寒，发热而渴者，其脉浮而不弦紧，此温病也，当发汗而解表；今医者不识，反误用火法，两阳相熏，必致谵语不适。”

114. 太阳病，以火熏之，不得汗，其人必躁。到经不解，必清血，名为火邪。

备注：本条文为康平本伤寒论顶格文，其中“到经不解”为旁注文，“必清血”或为“必圊血”，即便血之意。

115. 脉浮热甚，而反灸之，此为实。实以虚治，因火而动，必咽燥吐血。

阐释： 本条文为康平本伤寒论退 1 格文，其中“此为实，实以虚治”为旁注文，且“脉浮热甚”写作“火邪，脉浮热甚”。

条文表明，伤寒论除了重视表里病位诊断外，还建立了寒热虚实的病性诊断。本条文的“脉浮热甚”，或许理解为“脉浮，发热甚”更合理。

116. 微数之脉，慎不可灸。因火为邪，则为烦逆，追虚逐实，血散脉中。火气虽微，内攻有力，焦骨伤筋，血难复也。脉浮，宜以汗解，用火灸之，邪无从出，因火而盛，病从腰以下，必重而痹，名火逆也。欲自解者，必当先烦，烦乃有汗而解，何以知之？脉浮，故知汗出解。

阐释： 本条文为康平本伤寒论退 1 格文，其中“追虚逐实”“焦骨伤筋”“名火逆也”为旁注文，且“名火逆也”写作“火逆之也”；“何以知之？脉浮，故知汗出解”为插注文；“脉浮，宜以汗解，用火灸之，邪无从出，因火而盛，病从腰以下，必重而痹，名火逆也。欲自解者，必当先烦，烦乃有汗而解，何以知之？脉浮，故知汗出解”为另一退 1 格。

“微数之脉，因火为邪，慎不可灸，灸之，则为烦逆”，温病初起，误以火灸，灸火与热邪，两阳相熏，津血耗伤，故发生变证而烦逆。“稍数之脉”不是指“细数之脉”，而或是“脉稍数”之意，是温病初起之脉象。“追虚逐实”指病邪入侵机体后，会依据机体实际情况出现的两种不同致病方式，即会发现机体哪里虚弱而进犯哪里，或会因素体哪里有实邪（痰饮水湿、瘀血、宿便宿食）而与其胶着，笃重病情。

另外，从本条文可推知，“烦躁、身重”亦是里热证的重要表现。温病初起，误用火灸，若烦而汗出，脉浮者，邪易随汗出而自愈。

117. 烧针令其汗，针处被寒，核起而赤者，必发奔豚。气从少腹上冲心者，灸其核上各一壮，与桂枝加桂汤，更加桂二两也。

桂枝加桂汤方

桂枝五两（去皮）　芍药三两　生姜三两（切）　甘草二两（炙）　大枣十二枚（擘）

上五味，以水七升，煮取三升，去滓，温服一升。本云：桂枝汤，今加桂满五两。所以加桂者，以能泄奔豚气也（本云：桂枝汤，今加桂满五两。所以加桂者，以能泄奔豚气也，在康平本伤寒论中，为条文的插注文，并非附在方药用法后）。

阐释：本条文为康平本伤寒论顶格文，其中“气从少腹上冲心者”为旁注文。

结合《金匮要略·藏腑经络先后病脉证第一》：“经络受邪，入脏腑，为内所因也”可知，“烧针令其汗，针处被寒，核起而赤”者，寒邪直中少阴，故曰“必发奔豚，气从少腹上冲心者，灸其核上各一壮，与桂枝加桂汤，更加桂二两也”。另外，太阳病伤寒，复感寒邪者，与桂枝加桂汤主之。

“奔豚，气从少腹上冲心”，指患者自觉有气从少腹如豚奔般上冲心胸，发作欲死，极其难受；医者腹诊可能触及腹主动脉搏动异常明显或腹部肌肉瞤动。

118.火逆下之，因烧针烦躁者，桂枝甘草龙骨牡蛎汤主之。

桂枝甘草龙骨牡蛎汤方

桂枝一两（去皮）　甘草二两（炙）　牡蛎二两（熬）　龙骨二两

上四味，以水五升，煮取二升半，去滓，温服八合，日三服。

阐释：本条文为康平本伤寒论顶格文。

火逆证当下之，今反以烧针而烦躁者，亡阳也，桂枝甘草龙骨牡蛎汤主之。但若转属阳明病，则宜大承气汤主之，不可教条。

119.太阳伤寒者，加温针，必惊也。

备注：本条文为康平本伤寒论退 1 格文，宜桂枝甘草汤主之。

辨太阳病脉证并治（下）

注：此篇名在古本康平伤寒论中写作“辨大阳病”。

《伤寒论·辨痉湿暍病脉证第四》：太阳中暍者，发热恶寒，身重而疼痛，其脉弦细芤迟。小便已，洒洒然毛耸，手足逆冷，小有劳身即热，口开，前板齿燥。若发其汗则恶寒甚；加温针则发热甚；数下之则淋甚。

《伤寒论·辨痉湿暍病脉证第四》：太阳中热者，暍是也。其人汗出恶寒，身热而渴，白虎加人参汤主之（白虎加人参汤主之，依据金匮要略补入）。

白虎加人参汤方

知母六两　石膏一斤（碎）　甘草二两　粳米六合　人参三两

上五味，以水一斗，煮米熟汤成，去滓，温服一升，日三服。

阐释：中暍即中暑，从本条文看，中暑初起即见阳明热证，汗出恶寒，身热而渴，白虎加人参汤主之。由此可看出，太阳中暍与太阳中风、伤寒是完全不同，起病重而传变迅速，起病易直中阳明及易出现阳明热厥证。

《伤寒论·辨痉湿暍病脉证第四》：太阳中暍者，身热疼重而脉微弱，此以夏月伤冷水，水行皮中所致也，一物瓜蒂汤主之（一物瓜蒂汤主之，依据金匮要略补入）。

一物瓜蒂汤方

瓜蒂二十个

上剉，以水一升，煮取五合，去滓，顿服。

《伤寒论·辨痉湿暍病脉证第四》：太阳病，关节疼痛而烦，脉沉而细，此名湿痹。湿痹之候，其人小便不利，大便反快，但当利其小便。

《伤寒论·辨痉湿暍病脉证第四》：湿家之为病，一身尽疼，发热，身色如熏黄也。

《伤寒论·辨痉湿暍病脉证第四》：湿家，病身上疼痛，发热，面黄而喘，头痛鼻塞而烦，其脉大，自能饮食，腹中和无病，病在头中寒湿，故鼻塞，内药鼻中则愈。

《金匮要略·痉湿暍病脉证第二》：湿家身烦疼，可与麻黄加术汤，发其汗为宜，慎不可以火攻之。

麻黄加术汤方

麻黄三两（去节）　桂枝二两（去皮）　甘草一两（炙）　杏仁七十个（去皮尖）　白术四两

上五味，以水九升，先煮麻黄，减二升，去上沫，内诸药，煮取二升半，去滓，温服八合，覆取微似汗。

《金匮要略·痉湿暍病脉证第二》：风湿相搏，一身尽疼痛，法当汗出而解，值天阴雨不止，医云此可发汗，汗之病不愈者，何也？盖发其汗，汗大出者，但风气去，湿气在，是故不愈也。若治风湿者，发其汗，但微微似欲出汗者，风湿俱去也。

《金匮要略·痉湿暍病脉证第二》：病者一身尽疼，发热，日晡所剧者，名风湿。此病伤于汗出当风，或久伤取冷所致也。可与麻黄杏仁薏苡甘草汤。

麻黄杏仁薏苡甘草汤方

麻黄（去节）半两　甘草一两（炙）　薏苡仁半两　杏仁十个（去皮尖，炒）

上剉麻豆大，每服四钱匕，水盏半，煮八分，去滓，温服，有微汗避风。

阐释： 麻黄杏仁薏苡甘草汤，或许是麻黄汤麻黄减量，并以薏苡易桂枝而成，主治风寒湿邪袭表证。由此可见，伤寒方是可以依据不同情况而灵活变通的。

《金匮要略·痉湿暍病脉证第二》：风湿，脉浮身重、汗出恶风者，防己黄芪汤主之。

防己黄芪汤方

防己一两　甘草半两（炒）　白术七钱半　黄芪一两一分（去芦）

上剉麻豆大，每抄五钱匕，生姜四片，大枣一枚，水盏半，煎八分，去滓温服，良久再服。喘者加麻黄半两；胃中不和者加芍药三分；气上冲者加桂枝三分；下有陈寒者加细辛三分。服后当如虫行皮中，从腰下如冰，后坐被上，又以一被绕腰以下，温令微汗，差。

阐释： 风湿之邪袭表，若素体脾虚者，防己黄芪汤主之。

174. 伤寒八九日，风湿相抟，身体疼烦，不能自转侧，不呕不渴，脉浮虚而涩者，桂枝附子汤主之。若其人大便硬（一云脐下心下硬），小便自利者，去桂加白术汤主之。

桂枝附子汤方

桂枝四两（去皮）　附子三枚（炮，去皮，破）　生姜三两（切）　大枣十二枚（擘）　甘草二两（炙）

上五味，以水六升，煮取二升，去滓，分温三服。

去桂加白术汤方

附子三枚（炮，去皮，破）　白术四两　生姜三两（切）　甘草二两（炙）　大枣十二枚（擘）

上五味，以水六升，煮取两升，去滓，分温三服。初一服，其人身如痹，半日许复服之，三服都尽，其人如冒状，勿怪。此以附子、术并走皮内，逐水气未得除，故使之耳，法当加桂四两。（此本一方二法：以大便硬、小便自利，去桂也；以大便不硬、小便不利，当加桂。附子三枚，恐多也。虚弱家及产妇，宜减服之，在康平本伤寒论中为插注，且“恐多也”为插注的旁注）

阐释：本条文为康平本伤寒论顶格文，“若其人大便硬”旁有“脐下、心下硬”的旁注文。

“伤寒八九日，风湿相抟”，表明风湿与寒邪相胶结袭于表。“身体疼烦，不能自转侧，不呕不渴，脉浮虚而涩”，表明身体疼痛甚，故不能自转侧并烦躁不安。不“呕不渴，脉浮虚而涩”充分表明，此烦躁不安只是因为疼痛甚而致，绝非热邪内扰而烦；特别是脉象，更是表明此证，阳虚而寒湿较重，故桂枝附子汤主之。方中桂枝甘草辛温解表，附子、生姜温阳散寒化湿，方中附子用量三枚，比四逆汤用量还大许多，当引起我们注意。虽方药加减法中，后人注释曰附子用量恐多，或有误，但结合下一条文甘草附子汤，其附子用量亦用至二枚来看，或许仲景用治风湿，就是用大量炮附子，以治关节疼痛，是止痛要药。另外，本人认为太阳病风湿的关节疼痛，临证或许可以效仿麻黄附子细辛汤，以桂枝附子汤加细辛治疗，可能疗效更显著，并可更名为桂枝附子细辛汤而言之。

“三服都尽，其人如冒状，勿怪。此以附子、术并走皮内，逐水气未得除，故使之耳，法当加桂四两。此本一方二法：以大便硬、小便自利，去桂也；以大便不硬、小便不利，当加桂”的表述及结合下一条文看，桂枝是治小便不利及治饮要药。另外，“其人如冒状……逐水气未得除，故使之耳”的表述，表明冒眩是体内有水饮的重要表现之一。

175. 风湿相抟，骨节疼烦，掣痛不得屈伸，近之则痛剧，汗出短气，小便不利，恶风不欲去衣，或身微肿者，甘草附子汤主之。

甘草附子汤方

甘草二两（炙）　附子二枚（炮，去皮，破）　白术二两　桂枝四两（去皮）

上四味，以水六升，煮取三升，去滓，温服一升，日三服。（初服得微汗则解。能食汗止复烦者，将服五合，恐一升多者，宜服六七合为始，在康平本伤寒论中为插

注文）

备注：本条文为康平本伤寒论顶格文。

小结：真实的历史中，太阳病脉证并治下篇或许是讲述感受温邪、中暑、风寒湿、风湿、湿热等病邪的具体证治，可惜其或许早已佚遗；而今所见之下篇，可能系后人编辑挪移而成，故我依据自己的理解，将本应属于中篇的条文重新迁移回去；将《伤寒论·辨痉湿暍脉证》篇中有关中暍、湿家、风湿的条文，移入太阳病下篇，以供大家参考。

在伤寒论通行本中，太阳病篇后是阳明病篇，但我依据表里病位传变规律及临床实际，现将少阳病篇提前至阳明病篇前。因此，紧接下来是少阳病篇。

辨少阳病脉证并治

注：此篇名在古本康平伤寒论中写作“辨少阳病”。

263. 少阳之为病，口苦，咽干，目眩也。

备注：本条文为康平本伤寒论顶格文。

264. 少阳中风，两耳无所闻，目赤，胸中满而烦者，不可吐下，吐下则悸而惊。

阐释：本条文为康平本伤寒论退1格文。

以上两条条文表明，头面五官、咽部及胸胁部症状多为少阳病表现。另外，头项强亦可是少阳病之症，不可不识。再有，从“少阳中风”“不可吐下，吐下则悸而惊”可知惊、悸，是阳气受损的表现；同时亦表明少阳病本身可能存在阳气不足的一面，是由实向虚转变、由表欲入里的过渡阶段。

265. 伤寒，脉弦细，头痛发热者，属少阳。少阳不可发汗，发汗则谵语。此属胃，胃和则愈，胃不和，烦而悸。

阐释：本条文为康平本伤寒论退1格文，其中“少阳不可发汗，发汗则谵语，胃和则愈”为另一退1格条文；且“此属胃，胃不和，烦而悸”为旁注文，附于“少阳不可发汗”旁。

从这连续的条文可知，少阳病不可汗吐下。少阳病发汗，则烦而悸或谵语，转属阳明，宜调胃承气汤或大承气汤主之。由此，亦可证明少阳病热化下传为阳明病，将少阳病（半表半里证）重新编排至阳明病（里证）前是合理的。

266．本太阳病不解，转入少阳者，胁下硬满，干呕不能食，往来寒热，尚未吐下，脉沉紧者，与小柴胡汤。

小柴胡汤方

柴胡半斤　黄芩三两　人参三两　半夏半升（洗）　甘草三两（炙）　生姜三两（切）　大枣十二枚（擘）

上七味，以水一斗二升，煮取六升，去滓，再煎取三升，温服一升，日三服。

阐释：本条文为康平本伤寒论顶格文。从本条文中，我们或可读出另一情形，即“太阳病不解，转入少阳，胁下硬满，干呕不能食，往来寒热，不与小柴胡汤，反以吐下，脉沉紧”者，可出现结胸证或痞证。

“胁下硬满”，既是患者自觉症状，又是医者腹诊体征。这是指患者自觉肋弓下拘紧硬胀不适，腹诊按之，或沿着肋弓下，指头回屈向胸廓乳头方向施压，医者觉得腹壁紧张度高而有绷紧发硬感，深按之，底部有抵抗或患者有压痛不适。

267．若已吐下、发汗、温针，谵语，柴胡汤证罢，此为坏病。知犯何逆，以法治之。

阐释：本条文为康平本伤寒论顶格文，其中“知犯何逆，以法治之”为插注文。

依据第248、265条文可知，“若已吐下、发汗、温针，柴胡汤证罢，谵语”者，转属阳明，宜调胃承气汤或大承气汤主之。伤寒误治产生坏病时，当“知犯何逆，以法治之”，这是伤寒的治疗总则；“阴阳自和（表里自和）”则是治疗目标。

另外，这连续两条条文表明，太阳病不解，转入少阳；少阳病罢，传入阳明，间接地印证了我的见解，即疾病的传变规律：太阳病（表证）→少阳病（半表半里）→阳明病（里证）。因此将少阳病篇提至阳明病篇前，是合乎实际的。

268. 三阳合病，脉浮大，上关上，但欲眠睡，目合则汗。

阐释： 本条文为康平本伤寒论退 1 格文，其中“上关上”为旁注文。

太阳、少阳、阳明合病，脉浮大有力，疲乏困倦，盗汗。

269. 伤寒六七日，无大热，其人躁烦者，此为阳去入阴故也。

阐释： 本条文为康平本伤寒论退 2 格文。

此条文的“阴阳”指表里。太阳病伤寒迁延日久，出现躁烦者，乃过经传变入里的表现，故曰“阳去入阴”，即“离表入里”之意。同时，亦提醒我们注意少阳病的烦，与属里实证或里阳虚的躁烦是不同的，临证当类证鉴别。

270. 伤寒三日，三阳为尽，三阴当受邪，其人反能食而不呕，此为三阴不受邪也。

阐释： 本条文为康平本伤寒论退 2 格文。

本条文表明，三阳病当能食，三阴病不能食，故是否能食当为三阳病与三阴病的一个重要区别，不可不知。

271. 伤寒三日，少阳脉小者，欲已也。

阐释： 本条文为康平本伤寒论退 2 格文，脉小乃少阳病欲自愈的征象。

272. 少阳病，欲解时，从寅至辰上。

备注： 本条文为康平本伤寒论退 2 格文，与上一条文合为同条文。

辨阳明病脉证并治

注：此篇名在古本康平伤寒论中写作“辨阳明病”。

179. 问曰：病有太阳阳明，有正阳阳明，有少阳阳明，何谓也？答曰：太阳阳明者，脾约是也；正阳阳明者，胃家实是也；少阳阳明者，发汗利小便已，胃中燥烦实，大便难是也。

阐释：本条文为康平本伤寒论退2格文。

阳明病有太阳阳明、正阳阳明、少阳阳明，为何？我们这样理解或许是合乎临床实际的，即太阳阳明合病、并病（脾约），为表里同病之一；正阳阳明为纯里证；少阳阳明为少阳阳明合病、并病，半表半里证与里证同见。太阳阳明者，脾约是也，可能系太阳病误治所致，白虎加桂枝汤或许是其主方；少阳阳明乃少阳病误汗及利小便，亡津液所致，宜调胃承气汤；正阳阳明者，胃家实是也，承气辈、大小陷胸汤或抵当汤等主之。

“少阳阳明者，发汗利小便已，胃中燥烦实，大便难是也”，表明少阳阳明合病除大便难外，烦躁是其特征之一。同时，本句亦可间接证明少阳病下传为阳明病，阳明病病位更深，属里症范畴。

180. 阳明之为病，胃家实是也。

备注：本条文为康平本伤寒论顶格文。

181. 问曰：何缘得阳明病？答曰：太阳病，若发汗，若下，若利小便，此亡津液，胃中干燥，因转属阳明。不更衣，内实，大便难者，此名阳明也。

阐释： 本条文为康平本伤寒论退 2 格文。

从第 179 条文及本条文来看，第一，阳明病多由太阳病、少阳病误治后形成；第二，“不更衣，内实，大便难”，或许就是指“太阳阳明之脾约，正阳阳明之胃家实，少阳阳明之大便难”，表明这三者之间存在病情轻重程度不同。太阳阳明，多表现为不更衣，即大便不通畅或无便意，如胃肠受约束，故曰脾约。正阳阳明，内实，胃家实是也。然胃家实，并非仅指大便秘结，尚有宿食、热与水结、热与血结等里热实邪，故以“胃家实”统之。由此，部分肿瘤或许可以理解为“胃家实”的一种特殊类型。虽然阳明病篇亦存在寒与水结的里寒实邪证，但那属于太阴病，因类证鉴别，现于阳明病篇而已。少阳阳明，则多表现为大便困难。

182. 问曰：阳明病外证云何？答曰：身热，汗自出，不恶寒反恶热也。

183. 问曰：病有得之一日，不发热而恶寒者，何也？答曰：虽得之一日，恶寒将自罢，即自汗出而恶热也。

阐释： 以上两条文为康平本伤寒论退 2 格文，并可看出，“汗自出而恶热”为阳明病主症之一。

184. 问曰：恶寒何故自罢？答曰：阳明居中，主土也；万物所归，无所复传，始虽恶寒，二日自止，此为阳明病也。

阐释： 本条文为康平本伤寒论退 2 格文。

阳明病本属里证，故疾病传变至阳明里证阶段者，在病位上已无所复传。在病位上，虽然已无所复传，但在寒热虚实病性上，却依然存在传变可能性，切不可机械。

185. 本太阳初得病时，发其汗，汗先出不彻，因转属阳明也。伤寒，发热无汗，呕不能食，而反汗出濈濈然者，是转属阳明也。

阐释：本条文为康平本伤寒论退 1 格文，为倒装句。

“伤寒，发热无汗，呕不能食，而反汗出濈濈然者，本太阳初得病时，发其汗，汗先出不彻，因转属阳明也”，这是太阳病误汗导致阳明病的具体病例列举，当仍有“不恶寒反恶热”之症。另外，从本条文可推知，“汗出濈濈然”也是阳明病主症之一。

186. 伤寒三日，阳明脉大。

备注：本条文为康平本伤寒论退 2 格文。“阳明脉大”的表述，恰好与少阳病欲自愈的“脉小”形成鲜明的对比，表明脉像是阳明病鉴别要点之一。

187. 伤寒脉浮而缓，手足自温者，是为系在太阴。太阴者，身当发黄，若小便自利者，不能发黄。至七八日，大便硬者，为阳明病也。

阐释：本条文为康平本伤寒论退 2 格文。

本条文或许因脱文、省文甚，而难以理解。结合第 200、236、260、278、279 条文可推知，其或许是讲述太阳病误治后，四种不同转归情形及变证间类证鉴别举例。第一，太阳病，医反下之，腹满时痛，脉浮而缓，手足自温者，系在太阴，桂枝加芍药汤主之。第二，脉浮而缓，腹满时痛，小便不利者，属太阴，身当发黄；结合《金匮要略・黄疸病脉证并治第十五》“诸病黄家，但利其小便。假令脉浮，当以汗解之”可知，宜桂枝加黄芪汤主之。太阳病误治后，若出现小便自利，则不能发黄。第三，结合第 200、236、260 条文可知，若出现“头汗出而渴，腹满，小便不利，身发黄者，属阳明，茵陈蒿汤主之”。第四，伤寒七八日，小便自利，大便硬者，为阳明病也，承气辈主之。伤寒表证误治后，可产生不同的转归及变证；其不同转归及不同变证间的类证鉴别，临床不可不识。

188. 伤寒转系阳明者，其人濈然微汗出也。

备注：本条文为康平本伤寒论退 2 格文。

小结：以上条文讲述了什么是阳明病、阳明病有哪些类型、阳明病的成因、阳明病的特点及临床表现等，下面接着讲述类阳明病的鉴别诊断。

189. 阳明中风，口苦咽干，腹满微喘，发热恶寒，脉浮而紧。若下之，则腹满，小便难也。

阐释：本条文为康平本伤寒论退 2 格文，讲述类阳明病的鉴别诊断。

本条文虽言阳明中风，但“口苦咽干，腹满微喘，发热恶寒，脉浮而紧”或许是少阳病、太阳少阳合病或三阳合病，宜小柴胡汤或小柴胡汤加麻杏石甘主之，需与第221 条文相鉴别。若出现如第 111 条文“但头汗出，剂颈而还，腹满微喘，口干咽烂，或不大便，久则谵语，甚则至哕，手足躁扰，捻衣摸床”者，宜大承气汤主之；若出现如第 201 条文“阳明病，脉浮而紧者，必潮热，发作有时”，宜调胃承气汤主之。故此条文实乃类阳明病的鉴别诊断。

少阳病下之，若出现腹满，小便难者，太阴病也，身当发黄；若出现腹满加哕，不尿者，不治。

190. 阳明病，若能食，名中风；不能食，名中寒。

阐释：本条文为康平本伤寒论退 2 格文。

结合第 270 条文“伤寒三日，三阳为尽，三阴当受邪，其人反能食而不呕，此为三阴不受邪也”学习可知，能不能食是判断三阳病还是三阴病的重要指征，而不是阳明病中风还是中寒的指征，故本条文或许有误。从下面连续两条文看，阳明中寒证实为太阴病，而非阳明病或阳明寒化证，因为伤寒论根本就没有阳明寒化证。

191. 阳明病，若中寒者，不能食，小便不利，手足濈然汗出，此欲作固瘕，必大便初硬后溏。所以然者，以胃中冷，水谷不别故也。

阐释：本条文为康平本伤寒论退 1 格文，其中“此欲作固瘕”为旁注文，“所以然者，以胃中冷，水谷不别故也”为插注文。

本条文表明固瘕为寒与水互结证；结合第 192、193 条文及第 226 条文“若胃中虚冷，不能食者，饮水则哕”、第 380 条文“伤寒大吐大下之，极虚，复极汗者，其人外气拂郁，复与之水，以发其汗，因得哕。所以然者，胃中寒冷故也”学习可知，所谓阳明中寒证实为太阴病，可能是后人不理解，加入阳明中寒字样而致后世条文错误。

192. 阳明病，初欲食，小便反不利，大便自调，其人骨节疼，翕翕如有热状，奄然发狂，濈然汗出而解者，此水不胜谷气，与汗共并（进），脉紧则愈。

阐释：本条文为康平本伤寒论退 1 格文，在“濈然汗出”前标识缺文四个字，且“汗出而解者，此水不胜谷气，与汗共并，脉紧则愈”为插注文，属阳明病类证鉴别。

阳明病，当潮热，大汗出，躁烦，小便利，大便实。今“小便反不利，大便自调，其人骨节疼，翕翕如有热状，奄然发狂”者，太阳病湿痹也，类阳明病矣。在康平本伤寒论中，此条文的“濈然汗出而解”前缺文，依据本条文的临床表现，再结合插注文言“此水不胜谷气，与汗共并，脉紧则愈”，或可推知其缺文为“麻黄加术汤”，故随后曰“濈然汗出而解”。

小便反不利，大便自调，其人骨节疼，翕翕如有热状，奄然发狂，知虽经误治，但津液未亡，邪未陷里，表证仍在，故服麻黄加术汤，濈然汗出而愈。

194. 阳明病，不能食，攻其热必哕。所以然者，胃中虚冷故也；以其人本虚，攻其热必哕。

备注：本条文为康平本伤寒论退 1 格文。其中“以其人本虚，攻其热必哕”为旁注文，列在“攻其热必哕”旁，“所以然者，胃中虚冷故也”为插注文。本条文虽言阳明病，实为太阴病。

195. 阳明病，脉迟，食难用饱，饱则微烦头眩，必小便难，此欲作谷瘅。虽下之，腹满如故，所以然者，脉迟故也。

阐释： 本条文为康平本伤寒论退 1 格文。其中“此欲作谷瘅”为旁注文；“所以然者，脉迟故也”为插注文。

结合后面的“饱则微烦头眩”可推知，“食难用饱”或许指“不欲食或不敢饱食”也。“脉迟，食难用饱，饱则微烦头眩，必小便难，虽下之，腹满如故，此欲作谷瘅”，此属太阴寒饮证，非阳明病矣；若阳明病湿热证，当小便自利，而非小便难，临床不可不识。若出现“腹满加哕，不尿”者，不治。

196. 阳明病，法多汗，反无汗，其身如虫行皮中状者，此以久虚故也。

备注： 本条文为康平本伤寒论退 2 格文。

197. 阳明病，反无汗而小便利，二三日呕而咳，手足厥者，必苦头痛，若不咳，不呕，手足不厥者，头不痛。

阐释： 本条文为康平本伤寒论退 2 格文。

“头痛无汗，小便利，呕吐，咳嗽，手足厥”者，少阳病四逆散证也，非阳明病也。

198. 阳明病，但头眩，不恶寒，故能食而咳，其人咽必痛，若不咳者，咽不痛。

阐释： 本条文为康平本伤寒论退 2 格文。

“头眩，咽痛，咳嗽而能食，不恶寒”者，少阳病也，小柴胡汤主之，非阳明病。

199. 阳明病，无汗，小便不利，心中懊侬者，身必发黄。

200. 阳明病，被火，额上微汗出而小便不利者，必发黄。

阐释： 以上两条文为康平本伤寒论退 1 格文。

“无汗，小便不利，心中懊侬，身发黄”者，少阳病是也，小柴胡或大柴胡汤主之；但“被火，额上微汗出（即但头汗出）而小便不利，身发黄”者，阳明病也，结合第236条文可知，茵陈蒿汤主之。

201.阳明病，脉浮而紧者，必潮热，发作有时，但浮者，必盗汗出。

阐释：本条文为康平本伤寒论退2格文。

“阳明病，脉浮而紧，潮热，发作有时”者，调胃承气汤主之。“但脉浮，盗汗出”者，桂枝汤主之，但亦可能是温病，临证当鉴别。

228.阳明病，下之，其外有热，手足温，不结胸，心中懊侬，饥不能食，但头汗出者，栀子豉汤主之。

阐释：本条文为康平本伤寒论顶格文，其中“不结胸”写作“小结胸”，且为旁注文。

本条文的“阳明病，下之”或许是“太阳病，下之”，更合理。即太阳病，下之，其外有热，手足温，不结胸，心中懊侬，饥不能食，但头汗出者，少阳病也，栀子豉汤主之。

229.阳明病，发潮热，大便溏，小便自可，胸胁满不去者，与小柴胡汤。

小柴胡汤方

柴胡半斤　黄芩三两　人参三两　半夏半升（洗）　甘草三两（炙）　生姜三两（切）　大枣十二枚（擘）

上七味，以水一斗二升，煮取六升，去滓，再煎取三升。温服一升，日三服。

阐释：本条文为康平本伤寒论顶格文，类阳明病的鉴别诊治条文。

“潮热，小便自利，大便实”者，阳明病也，大承气汤主之；“潮热，大便溏，小便自可，胸胁苦满”者，少阳病也，宜小柴胡汤主之。这说明潮热现象非阳明病所独有，少阳病亦可有之，故列此条文，以示鉴别之。

230. 阳明病，胁下硬满，不大便而呕，舌上白胎者，可与小柴胡汤。上焦得通，津液得下，胃气因和，身濈然汗出而解。

阐释：本条文为康平本伤寒论退 1 格文，讲述少阳病与阳明病的类证鉴别。

“胁下硬满，不大便而呕，舌上白胎”者，少阳病也，非阳明病矣，故宜小柴胡汤或大柴胡汤主之。不大便之少阳病，临床易与阳明病混淆，故两者有时当类证鉴别。依据第 179 条文，本条文亦有可能属少阳阳明合病。

231. 阳明中风，脉弦浮大而短气，腹都满，胁下及心痛，久按之气不通，鼻干，不得汗，嗜卧，一身及目悉黄，小便难，有潮热，时时哕，耳前后肿。刺之小差，外不解。病过十日，脉续浮者，与小柴胡汤。

阐释：本条文为康平本伤寒论顶格文，且“一身及目悉黄”写作“一身及面目悉黄”，属少阳病与阳明病的鉴别诊断条文。

潮热，阳明病主症之一。但“潮热无汗，一身及目悉黄，耳前后肿，胁下及心痛，腹满短气，时时哕”者，少阳病也，小柴胡汤主之；若伴但头汗出，大便实者，则属阳明病也，茵陈蒿汤主之。

“腹都满，胁下及心痛，久按之气不通”，患者自觉腹部胀满，肋弓下及剑突下疼痛不适，医者按之，腹部、肋弓下、剑突下腹壁紧张度增高，加压按之，底部有较强抵抗力，伴发疼痛不适及突然屏住呼吸现象。

232. 脉但浮，无余证者，与麻黄汤；若不尿，腹满加哕者，不治。

麻黄汤方

麻黄三两（去节）　桂枝二两（去皮）　甘草一两（炙）　杏仁七十个（去皮尖）

上四味，以水九升，先煮麻黄，减二升，去上沫，内诸药，煮取二升半，去滓。温服八合，覆取微似汗。

备注：本条文为康平本伤寒论顶格文，且与第231条文断句为同一条文，更为合理。其中“若不尿，腹满加哕者，不治”为插注文。

234. 阳明病，脉迟，汗出多，微恶寒者，表未解也，可发汗，宜桂枝汤。

桂枝汤方

桂枝三两（去皮）　芍药三两　甘草二两（炙）　生姜三两（切）　大枣十二枚（擘）

上五味，以水七升，煮取三升，去滓，温服一升。须臾啜热稀粥一升，以助药力取汗。

阐释：本条文为康平本伤寒论退2格文。

若脉迟，汗出多，大便难者，里证也。但“脉迟，汗出多，微恶寒”者，表未解也，可发汗，宜桂枝汤主之。此条文正是第208条文“阳明病，脉迟……若汗多，微发热恶寒者，外未解也，其热不潮，未可与承气汤”的补充，可互参学习。

235. 阳明病，脉浮，无汗而喘者，发汗则愈，宜麻黄汤。

阐释：本条文为康平本伤寒论退2格文。

虽言阳明病，实则太阳病伤寒无疑。因阳明病亦可出现腹满而喘，故两者当需类证鉴别。

243. 食谷欲呕，属阳明也，吴茱萸汤主之。得汤反剧者，属上焦也。

吴茱萸汤方

吴茱萸一升（洗）　人参三两　生姜六两（切）　大枣十二枚（擘）

上四味，以水七升，煮取二升，去滓，温服七合，日三服。

阐释：本条文为康平本伤寒论顶格文，其中“得汤反剧者，属上焦也”为插注

文。其或许紧随在第 230 条文下更合理。

“食谷欲呕”即不欲食，恶心者，吴茱萸汤主之。本条文的吴茱萸汤证或许为太阴病也，而非传统认识的肝寒证。《神农本草经》言：“吴茱萸，味辛温。主温中，下气，止痛，咳逆，寒热……”，其“主温中下气”的描述更是吴茱萸汤主治太阴病的佐证。

“得汤反剧者，属上焦也”的表述，结合第 230 条文或可知，服吴茱萸汤已，症状反剧而呕吐者，属上焦，少阳病矣。表明吴茱萸汤证的呕吐，临床需与少阳病相鉴别，属以汤测证法之一。六病皆可有呕吐一症，临床除常见于阳明病、太阴病外，还多见于少阳病小柴胡汤证及表里同病的五苓散、猪苓散证等。参考第 149 条文、霍乱病五苓散证、《金匮要略·呕吐哕下利病脉证治第十七》“呕而发热者，小柴胡汤主之”“呕吐而病在膈上，后思水者，解，急与之；思水者，猪苓散主之”可印证，其目的或许是告示我们，临证当时刻铭记类证鉴别，切不可主观或思维狭窄。

最后，结合第 309、378 条文可知，呕吐为吴茱萸汤主症之一。

小结：以上从第 189 至 243 条文，非阳明病，实则类阳明病的鉴别诊断。类证鉴别是整本伤寒论的重中之重及价值所在。

202. 阳明病，口燥但欲漱水，不欲咽者，此必衄。

阐释： 本条文为康平本伤寒论退 2 格文，属阳明血谛证自愈条文。“口燥但欲漱水，不欲咽”为血瘀证的主症之一。

203. 阳明病，本自汗出，医更重发汗，病已差，尚微烦不了了者，此必大便硬故也。以亡津液，胃中干燥，故令大便硬。当问其小便日几行，若本小便日三四行，今日再行，故知大便不久出。今为小便数少，以津液当还入胃中，故知不久必大便也。

阐释： 本条文为康平本伤寒论退 1 格文。其中“此必大便硬故也”为旁注文；“当问其小便日几行，若本小便日三四行，今日再行，故知大便不久出。今为小便数少，以津液当还入胃中，故知不久必大便也”为插注文。

从本条文看，小便次数的多少为判断是否亡津液的重要依据之一，是阳明病预后好坏的重要指征。但康平本伤寒论中的此条文，自“故令大便硬”后为插注，非正文，似乎更合理，当互参学习。阳明病，自汗出，本宜白虎汤主之；今医更重发汗，病已差，尚微烦不了了者，以亡津液，胃中干燥，令大便硬，宜大承气汤主之。

204. 伤寒呕多，虽有阳明证，不可攻之。

阐释： 本条文为康平本伤寒论退1格文。

伤寒呕多，或为少阳病多见；即便是阳明病证具，亦因呕多，病势向外，病邪欲从上，呕吐而解，故两者皆不可攻下，攻下为逆，这是治疗原则。

205. 阳明病，心下硬满者，不可攻之，攻之利遂不止者死，利止者愈。

阐释： 本条文为康平本伤寒论退2格文。

心下硬满者，虚痞证也，非里实证，不可攻之，若攻之，易利遂不止；出现利遂不止者，死；利止者，愈。但若心下硬满痛，按之痛或痛拒者，结胸证也，则宜攻下之。

“心下硬满”指患者自觉剑突下胀满绷紧发硬感，按之腹壁紧张度高，拘紧弦硬，但深按之反抵抗力不足，是虚证、寒证的腹征。

206. 阳明病，面合色赤，不可攻之；必发热，色黄者，小便不利也。

阐释： 本条文为康平本伤寒论退2格文。

“阳明病，发热，面合色赤，小便不利，身发黄”者，茵陈蒿汤主之；阳明病湿热证，慎用承气辈攻下。

207. 阳明病，不吐不下，心烦者，可与调胃承气汤。

调胃承气汤方

甘草二两（炙）　芒硝半升　大黄四两（清酒洗）

上三味，切，以水三升，煮二物至一升，去滓，内芒硝，更上微火一二沸，温，顿服之，以调胃气。

备注：本条文为康平本伤寒论退 2 格文。

208. 阳明病，脉迟，虽汗出，不恶寒者，其身必重，短气，腹满而喘；有潮热者，此外欲解，可攻里也。手足濈然汗出者，此大便已硬也，大承气汤主之。若汗多，微发热恶寒者，外未解也，其热不潮，未可与承气汤；若腹大满不通者，可与小承气汤，微和胃气，勿令至大泄下。

大承气汤方

大黄四两（酒洗）　厚朴半斤（炙，去皮）　枳实五枚（炙）　芒硝三合

上四味，以水一斗，先煮二物，取五升，去滓，内大黄，更煮取二升，去滓，内芒硝，更上微火一两沸，分温再服。得下，余勿服（得下，余勿服，在康平本伤寒论中为插注文）。

小承气汤方

大黄四两（酒洗）　厚朴二两（炙，去皮）　枳实三枚（大者，炙）

上三味，以水四升，煮取一升二合，去滓，分温二服。初服汤当更衣，不尔者尽饮之，若更衣者，勿服之（初服汤当更衣，不尔者尽饮之，若更衣者，勿服之，在康平本伤寒论中为插注文）。

阐释：本条文为康平本伤寒论顶格文，写为“阳明病，脉迟，虽汗出，不恶寒者，其身必重，短气，腹满而喘，有潮热，手足濈然汗出者，大承气汤主之”。其中“有潮热者，此外欲解，可攻里也，汗出者，此大便已硬也”为旁注文；“若汗多，微发热恶寒者，外未解也，其热不潮，未可与承气汤；若腹大满不通者，可与小承气汤微和胃气，勿令至大泄下”为另退 1 格文。本条文列举了阳明病的治疗原则及承气汤的使用事项。

阳明病表未解时，不可攻下；未明确胃中燥屎形成者，慎用大承气汤，而当用小

承气微和之，属以汤测证，结合第209条文学习更明确。“潮热、手足濈然汗出、大便硬”属大承气汤主症，“手足濈然汗出”是遍身大汗出，汗出淋漓的表现；“脉迟”是里证表现，非仅为寒证；宿食、水饮和大便实等里实邪，阻碍气机运行，阳气郁闭于内，亦容易出现该脉象。

209. 阳明病，潮热，大便微硬者，可与大承气汤，不硬者，不可与之。若不大便六七日，恐有燥屎，欲知之法，少与小承气汤，汤入腹中，转矢气者，此有燥屎也，乃可攻之；若不转矢气者，此但初头硬，后必溏，不可攻之，攻之必胀满不能食也。欲饮水者，与水则哕。其后发热者，必大便复硬而少也，以小承气汤和之。不转矢气者，慎不可攻也。

阐释：本条文为康平本伤寒论顶格文，写作“阳明病，潮热，大便微硬者，可与小承气汤”，而非大承气汤。其中“不硬者，不可与之”为旁注文；“若不大便六七，恐有燥屎，欲知之法，少与小承气汤，汤入腹中，转矢气者，此有燥屎也，乃可攻之；若不转矢气者，此但初头硬，后必溏，不可攻之，攻之必胀满不能食也。欲饮水者，与水则哕。其后发热者，必大便复硬而少也，以小承气汤和之。不转矢气者，慎不可攻也”为另一退1格文。

本条文详尽地介绍了阳明病大承气汤证、大承气汤证测试法及与太阴病的鉴别诊断。“大便头硬后溏，腹胀不能食，哕”等，皆是太阴病表现，亦印证了“能食与否”是三阳病与三阴病鉴别要点之一的猜想。

210. 夫实则谵语，虚则郑声。郑声者，重语也。直视谵语，喘满者死，下利者亦死。

备注：本条文为康平本伤寒论退1格文，其中“郑声者，重语也”为插注文；“直视谵语，喘满者死，下利者亦死”与下一条文合为一条，为退2格文。

211. 发汗多，若重发汗者，亡其阳，谵语，脉短者死，脉自和者不死。

备注：本条文为康平本伤寒论退2格文。

193．阳明病，欲解时，从申至戌上。

备注：本条文为康平本伤寒论退2格文。

小结：以上条文乃阳明病里热实证的治疗原则、治疗禁忌、预后及转归。以下条文则正式开启阳明病证治阐述。

212．伤寒，若吐若下后，不解。不大便五六日，上至十余日，日晡所发潮热，不恶寒，独语如见鬼状。若剧者，发则不识人，循衣摸床，惕而不安，微喘直视，脉弦者生，涩者死；微者，但发热谵语者，大承气汤主之。若一服利，则止后服。

备注：本条文为康平本伤寒论顶格文，写作“伤寒，若吐若下后，不解。不大便五六日，上至十余日，日晡所发潮热，不恶寒，独语如见鬼状。若剧者，发则不识人，循衣摸床，怵惕而不安，微喘直视，谵语者，大承气汤主之”。康平本伤寒论中“脉弦者生，涩者死，微者，但发潮热”为“怵惕而不安，微喘直视，谵语者”旁注文；“若一服利，则止后服”为插注文。

213．阳明病，其人多汗，以津液外出，胃中燥，大便必硬，硬则谵语，小承气汤主之。若一服谵语止者，更莫复服。

备注：本条文为康平本伤寒论退1格文。

214．阳明病，谵语，发潮热，脉滑而疾者，小承气汤主之。因与承气汤一升，腹中转气者，更服一升。若不转气者，勿更与之；明日又不大便，脉反微涩者，里虚也，为难治，不可更与承气汤也。

备注：本条文为康平本伤寒论退2格文，且“因与承气汤一升，腹中转气者，更服一升。若不转气者，勿更与之；明日又不大便，脉反微涩者，里虚也，为难治，不可更与承气汤也”，为另一退2格文。

215. 阳明病，谵语，有潮热，反不能食者，胃中必有燥屎五六枚也。若能食者，但硬耳，宜大承气汤下之。

阐释：本条文为康平本伤寒论退2格文，或许为倒装句。阳明病，谵语，有潮热，反不能食者，胃中必有燥屎五六枚也，宜大承气汤下之。若能食者，但硬耳，或许宜小承气汤主之。

216. 阳明病，下血谵语者，此为热入血室，但头汗出者，刺期门，随其实而泻之，濈然汗出则愈。

阐释：本条文为康平本伤寒论退2格文，属阳明病热入血室证。

但头汗出，谵语者，阳明病也，小承气汤主之；若出现但头汗出，下血谵语者，此为阳明病热入血室证，当刺期门，然后以桃核承气汤或抵血汤主之，随其实而泻之，濈然汗出而愈。

217. 汗出谵语者，以有燥屎在胃中，此为风也。须下者，过经乃可下之。下之若早，语言必乱，以表虚里实故也。下之愈，宜大承气汤。

218. 伤寒四五日，脉沉而喘满，沉为在里。而反发其汗，津液越出，大便为难。表虚里实，久则谵语。

阐释：本条文为康平本伤寒论退1格文，且与第217条文为同一条文。其中“此为风也”下之愈“沉为在里”为旁注文。我不但认同与第217条文为同一条文，而且认为第217条文实为解释第218条文而设，理应在第218条文后，为妥。

结合第208条文可知，太阳病伤寒四五日，腹满而喘，脉沉者，里证也。反发其汗，津液越出，胃中有燥屎，转属阳明，故汗自出而谵语，宜大承气汤，下之则愈。此时，当需确认表已解，否则不宜过早攻下，故曰“须下者，过经乃可下之。下之若早，语言必乱”。

结合第208条文学习还可知，脉沉为里证标志之一，且不一定是寒证，亦可为阳明里热实证。阳明里热实证出现脉沉，或许为里热实邪阻滞，阳气郁闭于里而致，当脉沉而有力，非脉沉微或沉弱无力。

此两条文恰到好处地体现了第90条文“本发汗，而复下之，此为逆也；若先发汗，治不为逆；本先下之，而反汗之，为逆；若先下之，治不为逆”的治疗原则。

这两条文的“表虚里实”再一次印证了仲景重视表里病位诊断。另外，此处的“虚”指空虚，而非虚弱、虚证；“实”指充实、实邪，而非实证。

219. 三阳合病，腹满身重，难以转侧，口不仁，面垢，谵语，遗尿。发汗则谵语，下之则额上生汗，手足逆冷。若自汗出者，白虎汤主之。

白虎汤方

知母六两　石膏一斤（碎）　甘草二两（炙）　粳米六合

上四味，以水一斗，煮米熟汤成，去滓，温服一升，日三服。

阐释：本条文为康平本伤寒论顶格文，其中“发汗则谵语”写为“发汗谵语”，且其后标识缺文三个字。

结合第105、107条文学习可知，“三阳合病，腹满身重，难以转侧，口不仁，面垢，谵语，遗尿”者，或许宜柴胡加龙骨牡蛎汤或柴胡加龙骨牡蛎汤合调胃承气汤主之；若合并自汗出者，则白虎汤主之。本条文虽言三阳合病，却更似少阳阳明合病。另外，从本条文可看出，三阳合病，表证未解，即使有阳明病，亦当慎用攻下，这是治疗原则。下一条文可间接证明此观点。

220. 二阳并病，太阳证罢，但发潮热，手足漐漐汗出，大便难而谵语者，下之则愈，宜大承气汤。

备注：本条文为康平本伤寒论顶格文。

221. 阳明病，脉浮而紧，咽燥口苦，腹满而喘，发热汗出，不恶寒，反恶热，身重。若发汗则躁，心愦愦反谵语。若加温针，必怵惕，烦躁不得眠，若下之，则胃中空虚，客气动膈，心中懊憹，舌上胎者，栀子豉汤主之。

栀子豉汤方

肥栀子十四个（擘）　香豉四合（绵裹）

上二味，以水四升，先煮栀子得二升半，去滓，内豉，更煮取一升半，去滓，分二服，温进一服，得快吐者，止后服。

阐释：本条文为康平本伤寒论顶格文，且与第222、223条文为同一条文；其中，第223条文的“若脉浮，发热”为旁注文；属三阳合病误治后的变证及其证治。

“阳明病，脉浮而紧，咽燥口苦，腹满而喘，发热汗出，不恶寒，反恶热，身重”，或许是三阳合病热证，宜大柴胡汤合麻黄杏仁甘草石膏汤主之。本条文须与第208条文互参并鉴别诊断，两者虽同有“腹满而喘，发热汗出，不恶寒，反恶热，身重”，但第208条文的“脉迟”，脉迟为里，且兼潮热、手足濈然汗出、大便已硬，阳明病无疑，故大承气汤主之。本条文曰“脉浮而紧”，虽有恶热不恶寒，但无大汗出及大便实，且伴咽燥口苦，故诊断为三阳合病或许更合理。若医者不识，误汗出现烦躁、心慌、谵语者，则宜柴胡加龙骨牡蛎汤合调胃承气汤主之；结合第219条文可知，若合并自汗出者，白虎汤主之。最后，依据“若下之，则胃中空虚，客气动膈，心中懊憹，舌上胎者，栀子豉汤主之”禁下之说可推知，本条文的三阳合病为三阳合病热证，非热实证，故我猜想本条文及第219条文宜大柴胡汤或柴胡加龙骨牡蛎汤合调胃承气汤主之，是恰当的。

222. 若渴欲饮水，口干舌燥者，白虎加人参汤主之。

白虎加人参汤方

知母六两　石膏一斤（碎）　甘草二两（炙）　粳米六合　人参三两

上五味，以水一斗，煮米熟汤成，去滓，温服一升，日三服。

223. 若脉浮，发热，渴欲饮水，小便不利者，猪苓汤主之。

猪苓汤方

猪苓（去皮）　茯苓　泽泻　阿胶　滑石（碎）各一两

上五味，以水四升，先煮四味，取二升，去滓，内阿胶烊消，温服七合，日三服。

阐释： 第222、223条文在康平本伤寒论中与第221条文为同一条文，并指出若“脉浮而紧，咽燥口苦，腹满而喘，发热汗出，不恶寒，反恶热，身重，渴欲饮水，口干舌燥”者，宜白虎加人参汤主之，与第219条文相吻合。若出现“脉浮而紧，咽燥口苦，腹满而喘，发热汗出，不恶寒，反恶热，身重，渴欲饮水，小便不利”者，猪苓汤主之。

从本条文看，猪苓汤证实乃表里同病之湿热证，与五苓散相较，可能热象重些。

224. 阳明病，汗出多而渴者，不可与猪苓汤。以汗多胃中燥，猪苓汤复利其小便故也。

阐释： 本条文为康平本伤寒论退2格文。

从本条文可推知：第一，上一条文的猪苓汤证，当汗出少或无汗；第二，阳明病忌发汗、利小便，应顾护津液；第三，阳明病，汗出多而渴者，宜白虎汤或白虎加人参汤。

225. 脉浮而迟，表热里寒，下利清谷者，四逆汤主之。

四逆汤方

甘草二两（炙）　干姜一两半　附子一枚（生用，去皮，破八片）

上三味，以水三升，煮取一升二合，去滓，分温再服。强人可用大附子一枚，干姜三两。

阐释：本条文为康平本伤寒论退 1 格文，“四逆汤”写作“回逆汤”。

本条文中的“脉浮而迟，下利清谷，表热里寒”，实为少阴病，故四逆汤主之；参考《金匮要略·呕吐哕下利病脉证治第十七》“下利清谷，里寒外热，汗出而厥者，通脉四逆汤主之”更能说明；它出现在阳明病篇，主要是与阳明病下利证相鉴别而已。

从第 256 条文“阳明、少阳合病，必下利……脉滑而数者，有宿食也，当下之，宜大承气汤”；第 321 条文“少阴病，自利清水，色纯青，心下必痛，口干燥者，急下之，宜大承气汤”；《金匮要略·腹满寒疝宿食病脉证治第十》“下利不欲食者，有宿食也，当下之，宜大承气汤”“问曰：人病有宿食，何以别之？师曰：寸口脉浮而大，按之反涩，尺中亦微而涩，故知有宿食，大承气汤主之”；《金匮要略·呕吐哕下利病脉证治第十七》“下利脉迟而滑者，实也，利未欲止，急下之，宜大承气汤”可知，阳明病亦有下利，非独有大便实，临床需与太阴、少阴下利证鉴别。

226. 若胃中虚冷，不能食者，饮水则哕。

阐释：结合第 194、380 条文可知，本条文或许为伤寒误治后形成的寒化变证，实为太阴病。阳明病为里证，从病位而言，无从复传，但在病性、病因上而言，误治后仍有寒化或血证等传变可能，不可教条。

227. 脉浮发热，口干鼻燥，能食者则衄。

阐释：以上两条文为康平本伤寒论退 2 格文，且合为同一条文。我倾向于第 224、225、226、227 条文亦与第 221 条文合并。

233. 阳明病，自汗出，若发汗，小便自利者，此为津液内竭，虽硬不可攻之，当须自欲大便，宜蜜煎导而通之。若土瓜根及大猪胆汁，皆可为导。

蜜煎方

食蜜七合

上一味，于铜器内，微火煎，当须凝如饴状，搅之勿令焦著，欲可丸，并手捻作挺，令头锐，大如指，长二寸许。当热时急作，冷则硬。以内谷道中，以手急抱，欲大便时乃去之。疑非仲景意，已试甚良（在康平本伤寒论中，“疑非仲景意”为旁注文）。

又大猪胆一枚，泻汁，和少许法醋，以灌谷道内。如一食顷，当大便出宿食恶物，甚效。

备注：本条文为康平本伤寒论退1格文，其中“此为津液内竭”为旁注文。

238. 阳明病，下之，心中懊憹而烦，胃中有燥屎者，可攻。腹微满，初头硬，后必溏，不可攻之。若有燥屎者，宜大承气汤。

阐释： **本条文为康平本伤寒论退1格文，写作“阳明病，下之，心中懊憹而烦，胃中有燥屎者，宜大承气汤”。其中“若有燥屎者”“可攻。腹微满，初头硬，后必溏，不可攻之”为插注文。**

本条文的“阳明病下之”，或许为“太阳病，下之”更有逻辑性，即太阳病，下之，心中懊憹而烦，胃中有燥屎者，大承气汤主之；太阳病，下之，腹微满，初头硬，后溏者，不可攻之，厚朴生姜半夏甘草人参或理中汤主之。从结胸证乃太阳病误下所致及阳明病本当攻下之原则可推知，第228条文及本条文的“阳明病，下之”或为“太阳病，下之”的笔误，唯有如此，其紧随的第239、240条文才能得到合理解释。

239. 病人不大便五六日，绕脐痛，烦躁，发作有时者，此有燥屎，故使不大便也。

备注：本条文为康平本伤寒论退1格文，且与第240条文合为一条文。

240. 病人烦热，汗出则解。又如疟状，日晡所发热者，属阳明也。脉实者，宜下之；脉浮虚者，宜发汗。下之，与大承气汤，发汗，宜桂枝汤。

阐释： 本条文为康平本伤寒论退 1 格文，且与 239 条合为一条文，讲述阳明病与其类证鉴别。

“日晡发热如疟状，脉实者”属阳明，宜下之，大承气汤主之；“日晡发热如疟状，脉浮虚者”表未解也，宜汗之，桂枝汤主之。此条文中，“脉浮虚”的“虚”是相对“脉实”而言，不是指脉虚弱无力。

241. 大下后，六七日不大便，烦不解，腹满痛者，此有燥屎也。所以然者，本有宿食故也。宜大承气汤。

备注：本条文为康平本伤寒论顶格文，其中“所以然者，本有宿食故也”为旁注文。

242. 病人小便不利，大便乍难乍易，时有微热，喘冒不能卧者，有燥屎也。宜大承气汤。

阐释： 本条文为康平本伤寒论退 1 格文。

本条文的“大便乍难乍易”当与太阴病的“大便但初头硬，后溏”相鉴别，可结合第 251 条文学习；伤寒杂病论中的“冒”字有多重含义，本条文的“喘冒”或许是喘促、喘脱之意。

244. 太阳病，寸缓关浮尺弱，其人发热汗出，复恶寒，不呕，但心下痞者，此以医下之也。如其不下者，病人不恶寒而渴者，此转属阳明也。小便数者，大便必硬，不更衣十日，无所苦也。渴欲饮水，少少与之，但以法救之。渴者，宜五苓散。

五苓散方

猪苓十八铢（去皮）　泽泻一两六铢　白术十八铢　茯苓十八铢　桂枝半两（去皮）

上五味，为散，白饮和服方寸匕，日三服。

阐释： 本条文为康平本伤寒论退 1 格文，且“寸缓关浮尺弱”写作“寸关尺”与“此转属阳明也”皆为旁注文。此条乃讲述口渴症的不同证治类型，可以看作是对第 222、223 和 224 条文的总结。

太阳病，其人发热汗出，复恶寒，不呕者，本当脉浮缓，桂枝汤主之。今出现脉缓浮弱，心下痞而不呕，知“此以医下之”之痞证，非少阳病也；若伴小便不利而渴者，五苓散主之。由此可见，五苓散证或为表里同病，霍乱病篇的五苓散条文，亦支持这一见解。若太阳病，未误下而出现发热汗出，不恶寒而渴者，转属阳明也，白虎汤主之；若伴小便数，大便硬者，承气辈主之；若出现不更衣十日，口渴而余无所苦者，但与水少少饮之，则愈。

245. 脉阳微而汗出少者，为自和也；汗出多者，为太过。阳脉实，因发其汗，出多者，亦为太过。太过者，为阳绝于里，亡津液，大便因硬也。

阐释： 本条文为康平本伤寒论退 2 格文。

脉浮取微而汗出少者，为表里自和，欲自愈也；脉浮取实而汗出多者，为太过。此系发其汗，汗出过多，亡津液，邪陷于里，转属阳明，故大便因硬。结合上一条文可知，太阳病伤寒，发汗治不得法，无论是汗先出不彻，还是汗出太过，均可导致阳明病变证产生。汗出过多是出现阳明病的诱因，汗出濈濈然则是阳明病表现，临床不可不知。

246. 脉浮而芤，浮为阳，芤为阴。浮芤相抟，胃气生热，其阳则绝。

阐释： 本条文为康平本伤寒论退 2 格文。

此处的“阴阳”指脉之浮取沉取，“其阳则绝”即上一条文的“阳绝于里”。太阳病误汗，胃气生热，热性炎上，故脉浮取浮大有力；结合第 247 条文看，此条文的脉芤应该是脉涩而非脉芤，指因汗出过多，亡津液，故脉沉取涩，大便因硬，转属阳明是也。由此可见，本条文与上下两条文当合并更为合理，是为解释麻子仁丸证而设。

247. 趺阳脉浮而涩，浮则胃气强，涩则小便数。浮涩相抟，大便则硬，其脾为约。麻子仁丸主之。

麻子仁丸方

麻子仁二升　芍药半斤　枳实半斤（炙）　大黄一斤（去皮）　厚朴一尺（炙，去皮）　杏仁一升（去皮尖，熬，别作脂）

上六味，蜜和丸，如梧桐子大，饮服十丸，日三服，渐加，以知为度。

阐释： 本条文为康平本伤寒论退 2 格文。

结合第 181、246 和 250 条文（问曰：何缘得阳明病？答曰：太阳病，若发汗，若下，若利小便，此亡津液，胃中干燥，因转属阳明；脉浮而芤，浮为阳，芤为阴。浮芤相搏，胃气生热，其阳则绝；太阳病，若吐，若下、若发汗后，微烦，小便数，大便因硬者，与小承气汤和之愈）可推知，本条文或许是太阳病误治，致胃气强（胃气生热），小便数，亡津液，故出现脉浮涩、大便因硬而转属阳明。另外，从麻子仁丸的组成及第 208 条文分析，或许仍有腹痛、腹满而喘之症，方中用小承气汤、火麻仁泄下微和之，枳实厚朴杏仁治腹满而喘，芍药治腹痛而设，非脾约病也。

248. 太阳病三日，发汗不解，蒸蒸发热者，属胃也。调胃承气汤主之。

阐释： 本条文为康平本伤寒论顶格文。从“属胃也”可推知，阳明病等六病拥有多重含义，既有病位、病理状态统称概念，又有脏腑经络概念，它是一个统合体，而非单一概念也。

249. 伤寒吐后，腹胀满者，与调胃承气汤。

250. 太阳病，若吐，若下、若发汗后，微烦，小便数，大便因硬者，与小承气汤和之愈。

备注： 以上两条文在康平本伤寒论中合为同一条文，属退 1 格文。

251. 得病二三日，脉弱，无太阳、柴胡证，烦躁，心下硬，至四五日，虽能食，以小承气汤，少少与，微和之，令小安；至六日，与承气汤一升。若不大便六七日，小便少者，虽不能食，但初头硬，后必溏，未定成硬，攻之必溏。须小便利，屎定硬，乃可攻之。宜大承气汤。

阐释：本条文为康平本伤寒论退 2 格文。以上多条条文表明，胃中有燥屎、大便实硬是阳明病大承气汤症最重要的主症。若“大便头硬后溏，小便少，不能食”者，太阴病也，不能攻下。

252. 伤寒六七日，目中不了了，睛不和，无表里证，大便难，身微热者，此为实也。急下之，宜大承气汤。

阐释：本条文为康平本伤寒论退 1 格文，其中“此为实也”为旁注文。

本条文的“无表里证”指非表里同病；结合上一条文“无太阳、柴胡证”表述可知，外证未解时，不可与大承气汤，与第 208 条文，表述一致。

253. 阳明病，发热汗多者，急下之，宜大承气汤。

备注：本条文为康平本伤寒论退 2 格文。

254. 发汗不解，腹满痛者，急下之，宜大承气汤。

255. 腹满不减，减不足言，当下之，宜大承气汤。

备注：以上两条文为康平本伤寒论退 2 格文，且合为一条文。

256. 阳明少阳合病，必下利。其脉不负者，为顺也。负者，失也，互相克贼，名为负也。脉滑而数者，有宿食也，当下之，宜大承气汤。

阐释：本条文为康平本伤寒论退 1 格文，其中“其脉不负者，为顺也”为旁注文；“负者，失也，互相克贼，名为负也”为插注文。

“阳明少阳合病，必下利”支持了我认为阳明病亦可有下利情况，非独有大便秘结。以上9条条文皆是大承气汤证治。

236. 阳明病，发热汗出者，此为热越，不能发黄也；但头汗出，身无汗，剂颈而还，小便不利，渴引水浆者，此为瘀热在里，身必发黄，茵陈蒿汤主之。

茵陈蒿汤方

茵陈蒿六两　栀子十四枚（擘）　大黄二两（去皮）

上三味，以水一斗二升，先煮茵陈减六升，内二味，煮取三升，去滓，分三服。小便当利，尿如皂荚汁状，色正赤，一宿腹减，黄从小便去也（尿如皂荚汁状，色正赤，一宿腹减，黄从小便去也，在康平本伤寒论中为插注文）。

阐释：本条文为康平本伤寒论顶格文，其中“此为热越”“此为瘀热在里”为旁注文。

从本条文可读出，发热，身汗出或小便自利者，此为热越或热自泄，不能发黄；若发热，头汗出，齐颈而还，身无汗者，汗出不彻也，又伴腹满，小便不利，渴引水浆者（兼有过饮水浆，助饮证形成之意，非独热邪使然），热与水结，胶结于里，阻碍气血水的运行，故身必发黄，茵陈蒿汤主之。

237. 阳明证，其人喜忘者，必有蓄血。所以然者，本有久瘀血，故令喜忘。屎虽硬，大便反易，其色必黑者，宜抵当汤下之。

抵当汤方

水蛭（熬）　虻虫各三十个（去翅足，熬）　桃仁二十个（去皮尖）　大黄三两（酒洗）

上四味，以水五升，煮取三升，去滓，温服一升。不下，更服。

阐释：本条文为康平本伤寒论顶格文，其中“所以然者，本有久瘀血，故令喜

忘”为旁注文。从本条文可知，健忘、黑便硬而通利是抵当汤证主症，抵当汤主治阳明病热与血结。

257. 病人无表里证，发热七八日，虽脉浮数者，可下之。假令已下，脉数不解，合热则消谷喜饥，至六七日不大便者，有瘀血，宜抵当汤。

阐释： 本条文为康平本伤寒论退 2 格文。

“发热七八日，消谷喜饥，不大便，脉浮数”，看似表里同病，实则热与血结里证，表明抵当汤证有时需与表里同病相鉴别，故“病人无表里证”指“病人无表里同病”；另结合第 237 条文学习可知，“其人喜忘，屎虽硬，大便反易，其色必黑”，是两者的鉴别要点。再有，从“消谷喜饥，至六七日不大便者，有瘀血”推知，抵当汤可治疗消渴病、糖尿病血瘀证。

258. 若脉数不解，而下不止，必协热便脓血也。

阐释： 本条文为康平本伤寒论退 2 格文，且与上一条文为同一条文。

此条属第 257 条文中“假令已下”的另一转归类型，即“假令已下，若脉数不解，而下不止，必协热便脓血也”。也就是说，“发热七八日，脉浮数者”，下之，若出现脉数不解，消谷喜饥，至六七日不大便者，热与血结，有瘀血者，宜抵当汤主之；若出现脉数不解，而下利不止者，必协热便脓血。下利不止，协热便脓血，是误用下法，内陷入血室之热邪，协下利得以外泄而自愈，是热入血室的又一自愈类型。故此条文亦告示我们，让邪有去路，随其势而解，是治病的一大法门。另外，本条文亦可佐证桃核承气汤证属热未与血结证的猜想。

259. 伤寒发汗已，身目为黄。所以然者，以寒湿在里不解故也。以为不可下也，于寒湿中求之。

阐释： 本条文为康平本伤寒论退 1 格文，其中“于寒湿中求之”为插注文，且其前缺文六个字，或有太阴病寒湿型黄疸证征。

260. 伤寒七八日，身黄如橘子色，小便不利，腹微满者，茵陈蒿汤主之。

261. 伤寒，身黄，发热，栀子檗皮汤主之。

栀子檗皮汤方

肥栀子十五个（擘） 甘草一两（炙） 黄檗二两

上三味，以水四升，煮取一升半，去滓，分温再服。

备注：以上两条文为康平本伤寒论顶格文，或许需与抵当汤证的身黄证相鉴别，故列于此。

262. 伤寒瘀热在里，身必黄，麻黄连轺赤小豆汤主之。

麻黄连轺赤小豆汤方

麻黄二两（去节） 连轺（连翘根是）二两 杏仁四十个（去皮尖） 赤小豆一升 大枣十二枚（擘） 生梓白皮一升（切） 生姜二两（切） 甘草二两（炙）

上八味，以潦水一斗，先煮麻黄，再沸，去上沫；内诸药，煮取三升，去滓，分温三服，半日服尽（半日服尽，在康平本伤寒论中为插注文）。

阐释： 本条文为康平本伤寒论退 1 格文。

与第 236 条文同为“瘀热在里”，但此条文为表里同病，第 236 条文为阳明病湿热瘀阻之里实证。

辨太阴病脉证并治

注：此篇名在古本康平伤寒论中写作“辨大阴病”。

273. 太阴之为病，腹满而吐，食不下，自利益甚，时腹自痛。若下之，必胸下结硬。

阐释：本条文为康平本伤寒论顶格文。

结合第277条文可知，食不下，自利甚而不渴，是太阴病主症；结合第270条文可知，“食不下”是三阴病的共症。另外，“若下之，必胸下结硬”的表述，亦支持“心下痞硬，心下硬、心下硬满”多属虚证、寒证的见解。

274. 太阴中风，四肢烦疼，阳微阴涩而长者，为欲愈。

阐释：本条文为康平本伤寒论退2格文。

“四肢烦疼”，结合第278条文“伤寒脉浮而缓，手足自温者，系在太阴”可知，手足及四肢症状多从太阴，与《内经》脾主四肢观点相吻合。

275. 太阴病，欲解时，从亥至丑上。

备注：本条文为康平本伤寒论退2格文。

276. 太阴病，脉浮者，可发汗，宜桂枝汤。

桂枝汤方

桂枝三两（去皮）　芍药三两　甘草二两（炙）　生姜三两（切）　大枣十二枚（擘）

上五味，以水七升，煮取三升，去滓，温服一升。须臾，啜热稀粥一升，以助药力，温覆取汗。

阐释： 本条文为康平本伤寒论退 1 格文，“可发汗”写作“少可发汗”。太阴病表未解时，宜先发汗，桂枝汤主之。

277. 自利不渴者，属太阴，以其脏有寒故也。当温之，宜服四逆辈。

阐释： 本条文为康平本伤寒论退 1 格文，与第 276 条文合为同一条，其中“宜服四逆辈”为插注文。

结合第 282 条文学习可知，太阴病与少阴病皆有呕吐、下利。但太阴病下利而不渴，少阴病下利而渴；太阴病下利乃中焦虚寒，宜理中丸或人参汤主之；少阴下利则下焦虚寒，宜服四逆辈也。另从 282 条文“小便白者，以下焦虚有寒，不能制水”可知，太阴病下利当伴小便不利或小便尚利而色黄，因小便不数，津未过亡，故不口渴；少阴病下利则伴小便频数色白而津亏，故口渴。

278. 伤寒脉浮而缓，手足自温者，系在太阴。太阴当发身黄，若小便自利者，不能发黄。至七八日，虽暴烦下利日十余行，必自止，以脾家实，腐秽当去故也。

阐释： 本条文为康平本伤寒论退 1 格文，其中“以脾家实，腐秽当去故也”为插注文，“至七八日”前缺文 4 个字。

“伤寒脉浮而缓，手足自温者，系在太阴”，表明手足自温是太阴脾生理功能正常的表现，同时亦表明本病无手足厥冷，非少阴病也。由此可推知，少阴下利或有手足厥冷之症，是太阴病与少阴病下利的又一鉴别要点。

“至七八日，虽暴烦下利日十余行，必自止，以脾家实，腐秽当去故也”，或许为阳明病宿食实证，切不可误认为是太阴病下利，临证当细辨。另外，结合第187条文学习可知，“伤寒脉浮而缓，手足自温者”误治、延治可有三种不同情形转归，一是，误治后形成太阴病；二是，阳明病宿食实证；三是，阳明病里热实证。最后，从“太阴当发身黄，若小便自利者，不能发黄”可知，太阴病，腹满，自利，食不下，小便不利者，身必发黄。

附第187条文：“伤寒脉浮而缓，手足自温者，是为系在太阴。太阴者，身当发黄，若小便自利者，不能发黄。至七八日，大便硬者，为阳明病也。”

279．本太阳病，医反下之，因尔腹满时痛者，属太阴也，桂枝加芍药汤主之；大实痛者，桂枝加大黄汤主之。

桂枝加芍药汤方

桂枝三两（去皮） 芍药六两 甘草二两（炙） 生姜三两（切） 大枣十二枚（擘）

上五味，以水七升，煮取三升，去滓，温分三服。本云：桂枝汤，今加芍药。

桂枝加大黄汤方

桂枝三两（去皮） 大黄二两 芍药六两 甘草二两（炙） 生姜三两（切） 大枣十二枚（擘）

上六味，以水七升，煮取三升，去滓，温服一升，日三服。

阐释：本条文为康平本伤寒论顶格文，其中“属太阴也”为旁注文，讲述太阳病表证误下陷里之太阴虚寒证治。

280．太阴为病，脉弱，其人续自便利，设当行大黄、芍药者，宜减之。以其人胃气弱，易动故也。

阐释：本条文为康平本伤寒论退2格文，此条或是对上一条文的进一步阐述。

太阴为病，脉弱，腹大实痛，大便难，需其人续自便利，当行大黄、芍药者，桂枝加大黄汤主之，但宜减量用之；此因其人胃气弱，易动故也。从第279、280条文可知，太阴病非仅有下利，亦可出现大便难现象，但与阳明病大便硬实不同，太阴病大便难或许为大便不硬而努责，或大便头硬而后溏。

辨少阴病脉证并治

注：此篇名在古本康平伤寒论中写作“辨少阴病”。

281．少阴之为病，脉微细，但欲寐也。

阐释： 本条文为康平本伤寒论顶格文。

“但欲寐”，即疲乏，思睡。与三阳合病、狐惑病的“但欲眠睡”不同，后者疲乏症状不明显，只是思睡、昏昏欲睡或周身困重欲睡。“脉微细，但欲寐”是少阴病的初起症状，吐利不止、手足逆冷则是少阴病变证、危证。

282．少阴病，欲吐不吐，心烦，但欲寐，五六日自利而渴者，属少阴也，虚故引水自救；若小便色白者，少阴病形悉具，小便白者，以下焦虚有寒，不能制水，故令色白也。

阐释： 本条文为康平本伤寒论退1格文，其中“属少阴也”为旁注文；“小便白者，以下焦虚有寒，不能制水，故令色白也”为插注文。

少阴病与太阴病皆有呕吐、下利不适，但前者口渴，后者不渴，为什么？从“虚故引水自救，小便白者，以下焦虚有寒，不能制水，故令色白也”可推知，少阴病下利而渴，当伴有小便频数而色白，因二便前后分泄，津伤液亏故口渴也。另从本条文来看，少阴病，呕吐，下利而渴，小便数而色白，但欲寐，或宜附子理中汤主之。

283. 病人脉阴阳俱紧，反汗出者，亡阳也，此属少阴，法当咽痛，而复吐利。

阐释： 本条文为康平本伤寒论退 2 格文。

病人脉浮紧者，太阳病伤寒也。今脉浮沉皆紧，咽痛而复吐利，反汗出者，少阴病亡阳故也。此时的咽痛乃虚阳上越，与少阳咽痛不同。另外，结合 287 条文或可推知，本证或仍有下利不止、手足厥冷等不适。

284. 少阴病，咳而下利，谵语者，被火气劫故也；小便必难，以强责少阴汗也。

阐释： 本条文为康平本伤寒论退 2 格文。

少阴病，咳而下利，谵语者，因被火气劫，强责少阴汗也，故小便必难。本条文表明，少阴下利不止，而误用火法强发汗，易致气阴两伤而小便难，看似与第 282 条文少阴病呕吐、下利、小便数而色白相矛盾，实则致病因素不同，临床表现亦有差别，切不可教条。

285. 少阴病，脉细沉数，病为在里，不可发汗。

286. 少阴病，脉微，不可发汗，亡阳故也，阳已虚，尺脉弱涩者，复不可下之。

备注： 以上两条文为康平本伤寒论退 2 格文。

287. 少阴病，脉紧，至七八日，自下利，脉暴微，手足反温，脉紧反去者，为欲解也，虽烦，下利必自愈。

阐释： 本条文为康平本伤寒论退 2 格文。

第一，少阴病日久，自下利，脉紧，手足当冷，今手足反温，脉紧反去而暴微者，为患者正气来复，寒邪得除，机体自愈表现，故随后曰“为欲解也”“下利必自愈”；第二，结合第 289 条文可知，“虽烦，下利必自愈”的“烦”是阳气来复，欲自愈的表现；第三，本条文“手足反温，脉紧反去者，为欲解也”及第 288 条文“少阴病，下利，若利自止，恶寒而踡卧，手足温者，可治”表明，手足温是判断少阴病阳气来复，机体欲自愈的重要指征，同时亦表明手足逆冷乃少阴病变证、坏病，预后不良。

288. 少阴病，下利，若利自止，恶寒而踡卧，手足温者，可治。

289. 少阴病，恶寒而踡，时自烦，欲去衣被者，可治。

备注：以上两条文为康平本伤寒论退 2 格文。

290. 少阴中风，脉阳微阴浮者，为欲愈。

阐释：本条文为康平本伤寒论退 2 格文。

少阴中风，脉浮取微，沉取反托举有力者，乃阳气来复，机体欲自愈的表现。

291. 少阴病，欲解时，从子至寅上。

292. 少阴病，吐利，手足不逆冷，反发热者，不死。脉不至者，灸少阴七壮。

备注：以上两条文为康平本伤寒论退 2 格文。

293. 少阴病八九日，一身手足尽热者，以热在膀胱，必便血也。

阐释：本条文为康平本伤寒论退 2 格文。

“一身手足尽热，尿血”者，以热在膀胱也，宜猪苓散主之。此条文虽言“少阴病八九日”，然非少阴病矣。“手足温”是机体阳气足的生理表现，“一身手足尽热”则是热胜的病理表现，两者明显不同，临床当细辨之。

294. 少阴病，但厥无汗，而强发之，必动其血。未知从何道出，或从口鼻，或从目出者，是名下厥上竭，为难治。

阐释：本条文为康平本伤寒论退 2 格文。

本条文与第 357 条文乃少阴病厥逆变证，是误用汗或下法时，出现下厥上竭之阴阳格拒动血证。血从上（口鼻或目）出者，麻黄升麻汤主之；血从下（小便或大便）而出，属小便出血者，猪苓散主之；属大便出血者，则桃花汤或赤石脂禹余粮汤主之。

295. 少阴病，恶寒身踡而利，手足逆冷者，不治。

备注：与第 288、289 条文形成明显对比。

296. 少阴病，吐利、躁烦、四逆者，死。

297. 少阴病，下利（不）止而头眩，时时自冒者，死。

298. 少阴病，四逆，恶寒而身踡，脉不至，不烦而躁者（一作吐利而躁逆者），死。

备注：当与第 289、292 条文对比学习及类证鉴别。

299. 少阴病，六七日，息高者，死。

300. 少阴病，脉微细沉，但欲卧，汗出不烦，自欲吐。至五六日，自利，复烦躁不得卧寐者，死。

备注：以上条文为康平本伤寒论退 2 格文。

小结：以上条文言少阴病初起症状、治疗原则及预后转归；以下开启少阴病证治及类证鉴别。

301. 少阴病，始得之，反发热，脉沉者，麻黄细辛附子汤主之。

麻黄细辛附子汤方

麻黄二两（去节）　细辛二两　附子一枚（炮，去皮，破八片）

上三味，以水一斗，先煮麻黄，减二升，去上沫；内诸药，煮取三升，去滓，温服一升，日三服。

阐释： **本条文为康平本伤寒论顶格文。**

少阴病，始得之，当脉微细，但欲寐；今反发热脉沉者，或为表里同病的虚寒夹饮证（太阳少阴合病），而非单纯的少阴病，宜麻黄细辛附子汤主之。若仅为表里同病的虚寒证，则宜《金匮要略·妇人产后病脉证并治第二十二》的竹叶汤主之，更适合。

302. 少阴病，得之二三日，麻黄附子甘草汤微发汗。以二三日无证，故微发汗也。

麻黄附子甘草汤方

麻黄二两（去节）　甘草二两（炙）　附子一枚（炮，去皮，破八片）

上三味，以水七升，先煮麻黄一两沸，去上沫；内诸药，煮取三升，去滓，温服一升，日三服。

阐释： **本条文为康平本伤寒论顶格文，其中“以二三日无证，故微发汗也”写作“以二三日无里证，故微发汗也”，且为插注文。**

少阴病，为里证，强责其汗，此为逆也。然本条文却言“少阴病，得之二三日，麻黄附子甘草汤微发汗”，互相矛盾。

“以二三日无证，故微发汗也”，此处言无证，或有脱文；康平本伤寒论为“以二三日无里证，故微发汗也”，且标注为插注文，似乎更为合理。本条文理解为类少阴病或表里同病的虚寒证，或许更合理些。麻黄附子甘草汤或许还可与治太阳病风湿的桂枝附子汤相比较，依据桂枝附子汤的证治，麻黄附子甘草汤亦应该可用治部分太阳病风湿。

304. 少阴病，得之一二日，口中和，其背恶寒者，当灸之，附子汤主之。

附子汤方

附子二枚（炮，去皮，破八片）　茯苓三两　人参二两　白术四两　芍药三两

上五味，以水八升，煮取三升，去滓，温服一升，日三服。

备注：本条文为康平本伤寒论顶格文。附子汤与真武汤，只是人参与生姜的不

同，但却是里虚寒证与阳虚水泛证的区别，故前者附子用量更大，且用炮附子。

305．少阴病，身体痛，手足寒，骨节痛，脉沉者，附子汤主之。

阐释：本条文为康平本伤寒论顶格文，且与太阳病伤寒类似。

太阳病伤寒为风寒表证，故虽体痛而脉浮紧，其体痛乃肌肉疼痛，与少阴病寒邪内胜，表现为骨节疼痛，有所不同；少阴病为里虚寒证，故脉沉而骨节痛。另外，两者虽皆有恶寒，但少阴病为手足寒（手足厥冷轻症）或背恶寒，是无论自觉还是他觉，皆冷，是一种发自体内的深寒感；太阳病伤寒则是自觉怕风、怕冷，肌表怕冷感，他觉触摸其机体并不一定冷，两者当类证鉴别。一为发汗解表，一为温里祛寒，治疗原则完全不同。最后，本条文仍当与太阳病风湿相鉴别，前者脉沉；后者脉多浮涩，疼痛更为剧烈，且多伴小便不利或身肿。

本条文有可能是少阴病常见证，附子汤或许是少阴病主方。

306．少阴病，下利，便脓血者，桃花汤主之。

桃花汤方

赤石脂一斤（一半全用，一半筛末）　干姜一两　粳米一升

上三味，以水七升，煮米令熟，去滓，温服七合，内赤石脂末方寸匕，日三服。若一服愈，余勿服（若一服愈，余勿服，在康平本伤寒论中为插注文）。

307．少阴病，二三日至四五日，腹痛，小便不利，下利不止，便脓血者，桃花汤主之。

备注：以上两条文为康平本伤寒论顶格文。

308．少阴病，下利，便脓血者，可刺。

阐释：本条文为康平本伤寒论退 1 格文。

下利，便脓血，可以是白头翁汤的阳明病湿热利，亦可是桃花汤的少阴病寒利。前者口渴多饮，里急后重，脓血便，稠而腥臭，脉或滑而有力；后者当无口渴或渴而喜热饮，脓血便，清稀而气味不甚，脉或沉微无力。两者临证当细辨。

309．少阴病，吐利，手足逆冷，烦躁欲死者，吴茱萸汤主之。

吴茱萸汤方

吴茱萸一升　人参二两　生姜六两（切）　大枣十二枚（擘）

上四味，以水七升，煮取二升，去滓。温服七合，日三服。

310．少阴病，下利，咽痛，胸满，心烦，猪肤汤主之。

猪肤汤方

猪肤一斤

上一味，以水一斗，煮取五升，去滓，加白蜜一升、白粉五合，熬香，和令相得，温分六服（注：白粉，即大米粉）。

311．少阴病二三日，咽痛者，可与甘草汤；不差者，与桔梗汤。

甘草汤方

甘草二两

上一味，以水三升，煮取一升半，去滓，温服七合，日二服。

桔梗汤方

桔梗一两　甘草二两

上二味，以水三升，煮取一升，去滓，温分再服。

备注：以上三条文为康平本伤寒论顶格文。

312. 少阴病，咽中伤，生疮，不能语言，声不出者，苦酒汤主之。

苦酒汤方

半夏（洗，破如枣核）十四枚　鸡子一枚（去黄，内上苦酒，着鸡子壳中）

上二味，内半夏着苦酒中，以鸡子壳置刀环中，安火上，令三沸，去滓，少少含咽之。不差，更作三剂。

313. 少阴病，咽中痛，半夏散及汤主之。

半夏散及汤方

半夏（洗）　桂枝（去皮）　甘草（炙）

上三味，等分，各别捣筛已，合治之。白饮和服方寸匕，日三服。若不能散服者，以水一升，煎七沸；内散两方寸匕，更煮三沸，下火令小冷，少少咽之。半夏有毒，不当散服（半夏有毒，不当散服，在康平本伤寒论中为插注文）。

阐释： 以上两条文为康平本伤寒论退 1 格文。我认为第 310 至 313 条文当合为同一条文，讲述少阴病下利，伴咽痛时的各种证治类型。

314. 少阴病，下利，白通汤主之。

白通汤方

葱白四茎　干姜一两　附子一枚（生，去皮，破八片）

上三味，以水三升，煮取一升，去滓，分温再服。

备注：本条文为康平本伤寒论顶格文。

315. 少阴病，下利，脉微者，与白通汤。利不止，厥逆无脉，干呕烦者，白通加猪胆汁汤主之。服汤，脉暴出者死，微续者生。

白通加猪胆汁汤方

葱白四茎　干姜一两　附子一枚（生，去皮，破八片）　人尿五合　猪胆汁一合

上五味，以水三升，煮取一升，去滓，内胆汁、人尿，和令相得，分温再服。若无胆，亦可用。

阐释：本条文为康平本伤寒论顶格文，其中“服汤，脉暴出者死，微续者生”为插注文。

我认为第 314、315 条文合并为同一条文，或许更为合理。第 315 条文或是对第 314 条文的进一步补充说明。下利不止，非脓血稠便，脉微者，与白通汤；利不止，厥逆无脉，干呕烦者，白通加猪胆汁汤主之。白通加猪胆汁汤中人尿，合葱白、干姜、附子回阳救逆，治下利不止而厥逆无脉，猪胆汁治干呕而烦。

317. 少阴病，下利清谷，里寒外热，手足厥逆，脉微欲绝，身反不恶寒，其人面色赤。或腹痛，或干呕，或咽痛，或利止脉不出者。通脉四逆汤主之。

通脉四逆汤方

甘草二两（炙）　附子大者一枚（生用，去皮，破八片）　干姜三两（强人可四两）

上三味，以水三升，煮取一升二合，去滓，分温再服。其脉即出者愈。面色赤者，加葱九茎；腹中痛者，去葱，加芍药二两；呕者，加生姜二两；咽痛者，去芍药，加桔梗一两；利止、脉不出者，去桔梗，加人参二两。病皆与方相应者，乃服之（病皆与方相应者，乃服之。此在康平本伤寒论中为插注文）。

备注：本条文为康平本伤寒论顶格文，“四逆汤”写作“回逆汤”。从加减法中言“面色赤者，加葱九茎；腹中痛者，去葱，加芍药二两；呕者，加生姜二两；咽痛者，去芍药，加桔梗一两”可知，通脉四逆汤中当还有“葱白、白芍”两味。

316. 少阴病，二三日不已，至四五日，腹痛，小便不利，四肢沉重疼痛，自下利者，此为有水气。其人或咳，或小便利，或下利，或呕者，真武汤主之。

真武汤方

茯苓三两　芍药三两　白术二两　生姜三两（切）　附子一枚（炮，去皮，破八片）

上五味，以水八升，煮取三升，去滓，温服七合，日三服。若咳者，加五味子半升，细辛、干姜各一两；若小便利者，去茯苓；若下利者，去芍药，加干姜二两；若呕者，去附子，加生姜，足前为半斤。

阐释：本条文为康平本伤寒论退1格文，其中“此为有水气”为旁注文，且“真武汤”写作“玄武汤”。

真武汤治少阴病水饮证，其或许为桂枝去桂加茯苓白术汤加附子而成。

318．少阴病，四逆，其人或咳，或悸，或小便不利，或腹中痛，或泄利下重者，四逆散主之。

四逆散方

甘草（炙）　枳实（破，水渍，炙干）　柴胡　芍药

上四味，各十分，捣筛，白饮和服方寸匕，日三服。咳者，加五味子、干姜各五分，并主下利；悸者，加桂枝五分；小便不利者，加茯苓五分；腹中痛者，加附子一枚，炮令坼；泄利下重者，先以水五升，煮薤白三升，煮取三升，去滓，以散三方寸匕，内汤中，煮取一升半，分温再服。

阐释：本条文为康平本伤寒论顶格文，其中“四逆”为旁注文。从康平本伤寒论“四逆汤”皆写作“回逆汤”，而旁注“四逆”两字未写作“回逆”来看，“回逆汤”或许本来就是原名字，并不是为了忌讳而改。

本条文与第96、316条文症状极为相似，但病机不同。本条文乃少阳病气厥证，气机运行不畅，阳气郁闭不达肢末，故手足厥冷。此厥冷为自觉症状，他觉机体触摸并不冷，与少阴病无论自觉还是他觉都厥冷不同。本条文的病机为气机运行不畅，阳气郁闭；第339条文虽亦是少阳病致厥，但其为少阳病热厥证；第316条文则是阳虚水泛，里阳不足，水饮内生，饮邪阻碍气机运行，多伴形寒肢冷，医者触诊亦冷，或

如《金匮要略·痰饮咳嗽病脉证并治第十二》所言，“夫心下有留饮，其人背寒冷如掌大”而出现背冷不适；或出现肠鸣、头眩、身瞤动、振振欲僻地等不适，舌质多淡嫩或淡胖，苔白腻或水滑，与四逆散之实证，明显不同。

结合370条文学习可推知，出现手足厥冷，下利不甚，里急后重者，四逆散主之；若下利，里急后重，甚至便脓血而无四逆者，白头翁汤主之。

319．少阴病，下利六七日，咳而呕渴，心烦不得眠者，猪苓汤主之。

猪苓汤方

猪苓（去皮）　茯苓　泽泻　阿胶　滑石（碎）各一两

上五味，以水四升，先煮四味，取二升，去滓，内阿胶烊消，温服七合，日三服。

阐释：本条文为康平本伤寒论顶格文。

本条文虽言少阴病，实则阳明病湿热下利证。因其“下利，咳嗽，呕吐”与少阴病真武汤证类似，但其口渴、且多伴有舌淡红苔黄腻、脉滑有力等，这或许是它们的区别之处，故第316、318、319条文或许当合并为一小段落，作类证鉴别而设。另外，从本条文看，猪苓汤或可治疗胃肠型感冒。

320．少阴病，得之二三日，口燥咽干者，急下之，宜大承气汤。

大承气汤方

大黄四两（酒洗）　厚朴半斤（炙，去皮）　枳实五枚（炙）　芒硝三合

上四味，以水一斗，先煮二味，取五升，去滓；内大黄，更煮取二升，去滓。内芒硝，更上火令一两沸，分温再服。一服得利，止后服。

备注：本条文为康平本伤寒论退1格文。

321．少阴病，自利清水，色纯青，心下必痛，口干燥者，可下之，宜大承气汤。

阐释： 本条文为康平本伤寒论顶格文。

我认为本条文是对上一条文的补充说明，故两者当合二为一。自利清水，色纯青，心下必痛，口干燥，脉沉而有力者，阳明病也，宜急下之，大承气汤主之。因其下利清水、脉沉，故当与下利不止或下利清谷、脉沉微的少阴病作类证鉴别。

322. 少阴病，六七日，腹胀不大便者，急下之，宜大承气汤。

阐释： 本条文为康平本伤寒论退 2 格文。

以上三条文虽言少阴病，实则阳明病，提醒同为里证的阳明病、少阴病，有时两者临床表现极为相似，临证当细辨之，需鉴别诊断。第 320、321、322 条文或许合并为一小段落，更合理，是为少阴病下利类证鉴别需要而设。本条文或省必要的脉征，当为“脉沉有力，腹胀不大便者，急下之，宜大承气汤”，以示与脉沉的少阴病作类证鉴别。

323. 少阴病，脉沉者，急温之，宜四逆汤。

四逆汤方

甘草二两（炙）　干姜一两半　附子一枚（生用，去皮，破八片）

上三味，以水三升，煮取一升二合，去滓，分温再服。强人可用大附子一枚，干姜三两。

324. 少阴病，饮食入口则吐，心中温温欲吐，复不能吐，始得之，手足寒，脉弦迟者，此胸中实，不可下也，当吐之；若膈上有寒饮，干呕者，不可吐也。当温之，宜四逆汤。

备注： 以上两条文为康平本伤寒论顶格文，且“脉弦迟者，此胸中实，不可下也”为旁注文。其中“饮食入口则吐，心中温温欲吐，复不能吐，始得之，手足寒，脉弦迟者，此胸中实，不可下也，当吐之”，或许宜瓜蒂散主之。

325. 少阴病，下利，脉微涩，呕而汗出，必数更衣，反少者，当温其上，灸之。

备注：本条文为康平本伤寒论退 1 格文。从以上条文看，下利、呕吐是少阴病常见症状。

360. 下利，有微热而渴，脉弱者，今自愈。

361. 下利，脉数，有微热汗出，今自愈；设复紧，为未解。

362. 下利，手足厥冷，无脉者，灸之不温，若脉不还，反微喘者，死；少阴负趺阳者，为顺也。

备注：以上三条文为康平本伤寒论退 2 格文。

363. 下利，寸脉反浮数，尺中自涩者，必清（圊）脓血。

阐释：本条文为康平本伤寒论退 2 格文，属类少阴病下利，或为太阳病的协热利，宜葛根黄芩黄连汤主之。若下利不止，脉沉涩或沉弱者，则少阴病也，桃花汤主之。

364. 下利清谷，不可攻表，汗出必胀满。

365. 下利，脉沉弦者，下重也；脉大者，为未止；脉微弱数者，为欲自止，虽发热，不死。

备注：以上两条文为康平本伤寒论退 2 格文。

366. 下利，脉沉而迟，其人面少赤，身有微热，下利清谷者，必郁冒汗出而解，病人必微厥。所以然者，其面戴阳，下虚故也。

阐释：本条文为康平本伤寒论退 2 格文。其中“病人必微厥。所以然者，其面戴阳，下虚故也”为另一退 1 格文。另外，在康平本伤寒论中，第 364 条文反与第 366 条文为同一条文，位列于第 365 条文后。这说明伤寒论条文在很早以前就被挪移

或脱简错简过，决非今日之貌。

本条文或为倒装句，“下利清谷，脉沉而迟，其人面少赤，身有微热，微厥（指头寒）者，必郁冒汗出而解”。

虽下利清谷，但其人微厥（指头寒），面少赤，身微热，脉沉迟而非沉微者，为厥微热微也。结合第339条文学习可推知，此乃正气尚存，病邪不甚，邪不胜正，欲自愈的表现，故其后言“必郁冒汗出而解”。此条文的“面少赤”为热微的表现，绝非戴阳证的“面如粉装”，故“所以然者，其面戴阳，下虚故也”，可能是后人不理解此条文而错误插入。

本条文可与第317条文互参，“少阴病，下利清谷，里寒外热，手足厥逆，脉微欲绝，身反不恶寒，面色赤……通脉四逆汤主之”，两者一为脉沉而迟，一为脉微欲绝，甚至脉不出；一为微厥，一为手足厥逆；一为面少赤，身微热，一为面色赤，反不恶寒；一为邪不胜正，欲自欲，一为正不胜邪，戴阳证也。

367. 下利，脉数而渴者，今自愈。设不差，必清（圊）脓血，以有热故也。

368. 下利后脉绝，手足厥冷，晬时脉还，手足温者，生，脉不还者，死。

369. 伤寒下利，日十余行，脉反实者，死。

备注：以上三条文为康平本伤寒论退2格文。

370. 下利清谷，里寒外热，汗出而厥者，通脉四逆汤主之。

通脉四逆汤方

甘草二两（炙）　附子大者一枚（生用，去皮，破八片）　干姜三两（强人可四两）

上三味，以水三升，煮取一升二合，去滓，分温再服。其脉即出者愈。

371. 热利，下重者，白头翁汤主之。

白头翁汤方

白头翁二两　黄檗三两　黄连三两　秦皮三两

上四味，以水七升，煮取二升，去滓，温服一升。不愈，更服一升。

备注：以上两条文为康平本伤寒论退 1 格文。本条文实为阳明病湿热下利，非少阴病下利。

372. 下利腹胀满，身体疼痛者，先温其里，乃攻其表。温里，宜四逆汤；攻表，宜桂枝汤。

桂枝汤方

桂枝三两（去皮）　芍药三两　甘草二两（炙）　生姜三两（切）　大枣十二枚（擘）

上五味，以水七升，取三升，去滓，温服一升。须臾，啜热稀粥一升余，以助药力。

阐释：本条文为康平本伤寒论退 2 格文。

本条文充分表明伤寒论不但存在表里病位诊断，而且有标本轻重缓急区分之思想。少阴病伴有表证时，当先四逆汤温其里，后与桂枝汤解其表。

373. 下利，欲饮水者，以有热故也，白头翁汤主之。

备注：本条文为康平本伤寒论退 2 格文。阳明病湿热证也，非少阴病，属类证鉴别条文。

374. 下利，谵语者，有燥屎也，宜小承气汤。

小承气汤方

大黄四两（酒洗）　厚朴二两（炙，去皮）　枳实三枚（炙）

上三味，以水四升，煮取一升二合，去滓，分二服。初一服谵语止，若更衣者，停后服，不尔尽服之。

阐释： 本条文为康平本伤寒论退 2 格文，属阳明病下利，非少阴病下利，更不是厥阴病的热复证。

375. 下利后，更烦，按之心下濡者，为虚烦也，宜栀子豉汤。

栀子豉汤方

肥栀子十四个（擘）　香豉四合（绵裹）

上二味，以水四升，先煮栀子，取二升半；内豉，更煮取一升半，去滓，分再服。一服得吐，止后服。

备注：本条文为少阳病也，设于此，为与少阴病下利作类证鉴别。若下利不止或下利清谷，烦躁，手足厥冷者，四逆汤主之。

376. 呕家，有痈脓者，不可治呕，脓尽自愈。
377. 呕而脉弱，小便复利，身有微热，见厥者难治，四逆汤主之。

备注：以上三条文为康平本伤寒论退 2 格文。

378. 干呕，吐涎沫，头痛者，吴茱萸汤主之。

吴茱萸汤方

吴茱萸一升（洗）　人参三两　生姜六两（切）　大枣十二枚（擘）

上四味，以水七升，煮取二升，去滓，温服七合，日三服。

阐释： 本条文当与《金匮要略·呕吐哕下利病脉证治第十七》“干呕吐逆，吐涎沫，半夏干姜散主之”相鉴别。两者皆治太阴病呕吐，但本条文治太阴病久寒，寒象甚；半夏干姜散治太阴病呕吐，以呕逆为主症，呕吐上逆不适，更为剧烈。

379. 呕而发热者，小柴胡汤主之。

小柴胡汤方

柴胡半斤　黄芩三两　人参三两　半夏半升（洗）　甘草（炙）　生姜各三两（切）　大枣十二枚（擘）

上七味，以水一斗二升，煮取六升，去滓，更煎取三升，温服一升，日三服。

备注：以上两条文为康平本伤寒论退 1 格文。

380．伤寒大吐大下之，极虚，复极汗者，其人外气怫郁，复与之水，以发其汗，因得哕。所以然者，胃中寒冷故也。

阐释： 本条文为康平本伤寒论退 2 格文。

“伤寒，其人外气怫郁，反大吐大下之，极虚，复极汗，又频与之水者，因得哕也”，表明伤寒表证，误用吐下后，复发汗，里阳受损。此时，又与水频饮，故致哕，属太阴病虚寒夹饮证，或许宜理中汤加茯苓甘草汤主之。另从本条文的“胃中寒冷故也”可知，胃中冷实为太阴虚寒证，而非阳明病寒化证。

381．伤寒，哕而腹满，视其前后，知何部不利，利之则愈。

阐释： 本条文为康平本伤寒论退 2 格文。

本条文的“视其前后，知何部不利”，指“伤寒误治，哕而腹满”者，当视大小便哪部不利而利下之。表明太阴病出现“哕而腹满”，太阴虚寒，气机不利时，当视其何部不利，利之乃愈。同时充分印证了注解第 280 条文时，认为太阴病亦可出现大便难的观点，非独有下利。

本节的第 306 条文至 381 条文，言少阴病、类少阴病下利、呕吐、哕的各种证治及鉴别诊断，表明下利、呕吐是少阴病的常见症状和重要主症。少阴病下利、呕吐，临床分别需与霍乱、太阳病协热利、少阳病、阳明病、太阴病或它们间的合病等相鉴别。少阴病下利、呕吐，多伴手足厥冷，且下利多为清谷、完谷不化，这当是本质的区别。

小结：以上条文讲述了少阴病的各种证治，并重点讲述了少阴病、类少阴病下利、呕吐、哕等的鉴别诊断、证治和预后转归。伤寒论作为一部实实在在的古中医诊断治疗学，被再一次充分地展现出来。

以下开启少阴病变证（厥证）的病理机制、类证鉴别、证治及预后转归的讲述。

337. 凡厥者，阴阳气不相顺接，便为厥。厥者，手足逆冷者是也。

阐释： 本条文为康平本伤寒论退 1 格文，其中“厥者，手足逆冷者是也”为插注文。本条文论少阴病变证“厥”的病理机制。

330. 诸四逆厥者，不可下之，虚家亦然。

备注：本条文为康平本伤寒论退 2 格文。少阴病厥证为里虚寒证，阳气虚弱，阴阳格柜治疗当回阳救逆，切不可妄用汗下两法。本条文明确提出了少阴病厥证的治疗原则。

331. 伤寒，先厥后发热而利者，必自止，见厥复利。

阐释： 本条文为康平本伤寒论退 2 格文，为倒装句。

伤寒，见厥复利；先厥，后发热而利者，必自止。少阴病先厥而后见发热而利者，乃机体阳气来复，病邪经发热、下利，表里上下分泄而解，故自愈。

332. 伤寒始发热六日，厥反九日而利。凡厥利者。当不能食。今反能食者，恐为除中。食以索饼，不发热者，知胃气尚在，必愈。恐暴热来出而复去也。后日脉之，其热续在者，期之旦日夜半愈。所以然者，本发热六日，厥反九日，复发热三日，并前六日，亦为九日，与厥相应。故期之旦日夜半愈。后三日脉之而脉数，其热不罢者，此为热气有余，必发痈脓也。

阐释： 本条文为康平本伤寒论退 2 格文，其中“期之旦日夜半愈”标识缺文一字，且“并前六日”写作“并六日”。

少阴病厥逆证，发热与否、发热与厥发作频次，是少阴病厥证预后转归的重要判断指标。它代表着正邪相争，胜负进退的病势研判。热少厥多则病进，热与厥相应则欲自愈（参考第335条文更清晰），热多厥少者，阳明热厥也，易病痈脓。

伤寒，发热、厥而下利，属少阴病也，故当不能食。今反能食者，恐为除中，阳气欲离决之兆。但若能食而热退或能食而热与厥相应者，胃气尚在，阳气将来复，机体欲自愈也；若能食，暴热来而复去者，除中无疑，阳气将离决。故少阴病能食与否，亦是疾病转归的重要指征，需辨证看待，万不可武断。

333．伤寒脉迟六七日，而反与黄芩汤彻其热。脉迟为寒，今与黄芩汤复除其热，腹中应冷，当不能食，今反能食，此名除中。必死。

阐释：本条文为康平本伤寒论退2格文。

结合上一条文可知，“除中”为脉迟，发热，厥逆下利，哕，反能食，系伤寒误治后一种阴阳格拒坏病。除中的“发热，下利，哕，能食”，容易被误诊为少阳阳明合病的黄芩汤证，故临证当进行鉴别诊断。两者的区别在于，除中伴有厥逆，脉沉迟，且其上逆多表现为哕，而非呕吐。

334．伤寒先厥后发热，下利必自止，而反汗出，咽中痛者，其喉为痹。发热无汗，而利必自止，若不止，必便脓血，便脓血者，其喉不痹。

阐释：本条文为康平本伤寒论退2格文。

“伤寒先厥后发热，下利必自止”，表明伤寒下利而厥，厥后发热，热多于厥者，下利必自止，此因阳气来复，机体欲自愈矣；若“厥逆下利，发热汗出，咽痛”者，结合第283、294、357条文可知，此为亡阳也，宜麻黄升麻汤主之；若“厥逆下利，发热无汗，便脓血”者，结合第306条文可知，宜桃花汤主之。

335．伤寒一二日至四五日厥者，必发热。前热者，后必厥；厥深者，热亦深；厥微者，热亦微。厥应下之，而反发汗者，必口伤烂赤。

阐释： 本条文为康平本伤寒论退 2 格文，属阳明病热厥证，是少阴病寒厥证的类证鉴别，绝非什么厥阴病，阳复太过。

阳明病热厥证，先发热，后有厥，且发热甚而时长；少阴病寒厥证则多先厥而后发热，且厥多于热，热不甚。热厥者，虽厥而不怕冷反恶热，大承气汤主之；寒厥者，虽发热而身被重裘，仍恶寒甚，四逆汤辈主之。

336. 伤寒病，厥五日，热亦五日。设六日当复厥，不厥者自愈。厥终不过五日，以热五日，故知自愈。

阐释： 本条文为康平本伤寒论退 2 格文。

341. 伤寒发热四日，厥反三日，复热四日，厥少热多者，其病当愈，四日至七日，热不除者，必便脓血。

342. 伤寒厥四日，热反三日，复厥五日，其病为进。寒多热少，阳气退，故为进也。

阐释： 以上两条文为康平本伤寒论退 2 格文。

上述两条文明确地指出，发热与厥逆的多少，是判断少阴病厥证病势进退的关键指标。发热与否及多少，代表正气是否来复或强弱；厥逆的程度则代表病邪浅深及病情轻重，故发热与厥逆的情况，代表着正邪相争胜负情况及疾病如何转归。

343. 伤寒六七日，脉微，手足厥冷，烦躁，灸厥阴，厥不还者，死。

备注： 本条文为康平本伤寒论退 2 格文。我认为“厥不还”或为“厥不止、厥不退却”的意思。

344. 伤寒发热，下利厥逆，躁不得卧者，死。

345. 伤寒发热，下利至甚，厥不止者，死。

备注：以上两条文为康平本伤寒论退 2 格文。

346. 伤寒六七日不利，便发热而利，其人汗出不止者，死，有阴无阳故也。

阐释： 本条文为康平本伤寒论退 2 格文。

“伤寒六七日不利，便发热而利”或为“伤寒六七日不下利，后发热而下利”；下利而汗出不止者，亡阳也，故曰死，不治。

347. 伤寒五六日，不结胸，腹濡，脉虚复厥者，不可下。此亡血，下之，死。

阐释： 本条文为康平本伤寒论退 2 格文，且和下两条文为同一条文。结合第 385 条文“恶寒脉微而复利，利止亡血也，四逆加人参汤主之”可知，少阴病亡血而厥者，四逆加人参汤主之。

“腹濡”为他觉腹诊腹征，指腹诊时，按之，腹壁松软驰张无力，是虚证的表现。

348. 发热而厥，七日下利者，为难治。

349. 伤寒，脉促，手足厥逆，可灸之。

备注：以上两条文为康平本伤寒论退 2 格文。第 343 至第 349 条文属少阴病厥证的预后及转归。以下开始类少阴病变证厥证的进述。

338. 伤寒，脉微而厥，至七八日肤冷，其人躁无暂安时者，此为脏厥，非蛔厥也。蛔厥者，其人当吐蛔。今病者静，而复时烦者，此为脏寒。蛔上入其膈，故烦，须臾复止，得食而呕又烦者，蛔闻食臭出。其人常自吐蛔。蛔厥者，乌梅丸主之。又主久利。

乌梅丸方

乌梅三百枚　细辛六两　干姜十两　黄连十六两　附子六两（炮，去皮）　当归

四两　蜀椒四两（出汗）　桂枝六两（去皮）　人参六两　黄檗六两

上十味，异捣筛，合治之，以苦酒渍乌梅一宿，去核，蒸之五斗米下，饭熟捣成泥，和药令相得；内臼中，与蜜杵二千下，丸如梧桐子大。先食饮服十丸，日三服，稍加至二十丸。禁生冷、滑物、臭食等。

阐释：本条文为康平本伤寒论退1格文，写作“伤寒，脉微而厥，至七八日肤冷，其人躁无暂安时者，非蛔厥也。今病者静，而复时烦，须更复止，得食而呕又烦。其人当自吐蛔。蛔厥者，乌梅丸主之”。其中“此为脏厥”“此为脏寒”“烦者，蛔闻食臭出”为旁注文；“蛔厥者，其人当吐蛔”“蛔上入其膈，故烦”“又主久利”为插注文。

由于第326条文的缘故，历代皆认为本条文乃厥阴病，乌梅丸属厥阴病主方。事实是否如此？我有不同看法。我认为本条文乃少阴病脏厥、脏寒、蛔厥间的类证鉴别。本条文实乃一小段落，而非一条文。因古代没有标点、段落符号，误读伤寒论情况难以完全避免，本条文即为误读段落为条文的范例。但全书亦有不少条文应合为段落而被误拆分的现象，故解读条文时当认真思辨，切莫被误导。脏厥、脏寒、蛔厥三者皆有厥、烦，但脏厥为躁烦，烦无安时，欲亡阳也，四逆汤辈主之，属少阴病厥证；蛔厥则烦而须臾复止，得食而蛔出，呕而又烦，常自吐蛔，乌梅丸主之，属少阴病蛔厥证，因蛔虫钻痛而厥。另外，从《金匮要略・趺蹶手指臂肿转筋阴狐疝蛔虫病脉证治第十九》“问曰：病腹痛有虫，其脉何以别之？师曰：腹中痛，其脉当沉，若弦反洪大，故有蛔虫”可知，蛔厥当仍有腹痛甚，脉弦反洪大；脏寒则病者静，时而烦躁也，附子理中丸或附子汤可主之，属少阴里虚寒证。

乌梅丸为蛔厥主方，非厥阴病主方。从乌梅丸可治“厥逆，烦躁、久利”来看，乌梅丸证属少阴病蛔厥、痛厥证，而非厥阴病也；从乌梅丸药物组成分析，其方或许是当归四逆汤加减变化而成，以黄连、黄柏、乌梅、苦酒，苦寒酸温而安蛔，当归四逆汤合附子、蜀椒、干姜、人参治久利、脉微而厥。

339. 伤寒热少微厥，指头寒，嘿嘿不欲食，烦躁，数日小便利，色白者，此热除也，欲得食，其病为愈；若厥而呕，胸胁烦满者，其后必便血。

阐释： **本条文为康平本伤寒论退 2 格文。**

从本条文可知，“微厥”指“指趾头寒”；“厥”指“手足冷”，厥冷的程度明显不同。若“伤寒热少微厥，指头寒，嘿嘿不欲食，烦躁，数日小便利，色白”者，为热除，其病自愈；若“伤寒热少微厥，指头寒，嘿嘿不欲食，呕吐，烦躁，胸胁烦满，小便不利，便脓血”者，宜小柴胡汤或大柴胡汤主之。故本条文乃少阳病热厥证，属少阴病寒厥证的类证鉴别，断不是什么厥阴病。

340．病者手足厥冷，言我不结胸，小腹满，按之痛者，此冷结在膀胱关元也。

阐释： **本条文为康平本伤寒论退 2 格文。**

本条文表明少阴病寒厥证可能出现“小腹满，按之痛”类结胸证之症状；反之，亦可推知结胸证也可出现实邪阻碍气机之手足厥冷症，临床当认真甄别。

此条文的“小腹满，按之痛”指患者下腹胀满，腹诊时，按之疼痛不适，但其当喜按，非结胸证之疼痛拒按。

350．伤寒，脉滑而厥者，里有热，白虎汤主之。

白虎汤方

知母六两　石膏一斤（碎，绵裹）　甘草二两（炙）　粳米六合

上四味，以水一斗，煮米熟汤成，去滓。温服一升，日三服。

阐释： **本条文为康平本伤寒论顶格文，属阳明病热厥证。**

阳明病热厥证，白虎汤主之；阳明病热实厥证，大承气汤主之；阳明病痰热厥证，依据实际情况，十枣散或大、小陷胸汤主之。第 339、340、350 条文属类少阴病厥证，列举于此，目的是告诫我们，临证当鉴别。以下开启少阴病厥证的具体证治。

351．手足厥寒，脉细欲绝者，当归四逆汤主之。

当归四逆汤方

当归三两　桂枝三两（去皮）　芍药三两　细辛三两　甘草二两（炙）　通草二两　大枣二十五枚（擘，一法十二枚）

上七味，以水八升，煮取三升，去滓。温服一升，日三服。

352. 若其人内有久寒者，宜当归四逆加吴茱萸生姜汤。

当归四逆加吴茱萸生姜汤方

当归三两　芍药三两　甘草二两（炙）　通草二两　大枣二十五枚（孽）　桂枝三两（去皮）　细辛三两　生姜半斤（切）　吴茱萸二升

上九味，以水六升、清酒六升和，煮取五升，去滓，温分五服（一方，水酒各四升）。

阐释： 以上两条文为康平本伤寒论顶格文，或许这两条文合并更为合理。当归四逆汤可看作是桂枝汤变方，方中桂枝汤合当归、细辛、通草，温通血脉，除塞祛寒回逆。另外，从本条文可知，吴茱萸亦是温阳散寒要药。

353. 大汗出，热不去，内拘急，四肢疼，又下利厥逆而恶寒者，四逆汤主之。

四逆汤方

甘草二两（炙）　干姜一两半　附子一枚（生用，去皮，破八片）

上三味，以水三升，煮取一升二合，去滓，分温再服。若强人可用大附子一枚，干姜三两。

阐释： 本条文为康平本伤寒论退 2 格文。可与第 388 条文“吐利汗出，发热恶寒，四肢拘急，手足厥冷者，四逆汤主之”互参。

本条文的“内拘急”表述，佐证“里急，腹皮急，痞硬，心下坚、痞坚”等拘急、绷硬征象，多属阳虚里寒内胜之征。

354. 大汗，若大下利而厥冷者，四逆汤主之。

355. 病人手足厥冷，脉乍紧者，邪结在胸中；心下满而烦，饥不能食者，病在胸中，当须吐之，宜瓜蒂散。

瓜蒂散方

瓜蒂　赤小豆

上二味，各等分，异捣筛，合内臼中，更治之，别以香豉一合，用热汤七合，煮作稀糜，去滓，取汁和散一钱匕，温顿服之。不吐者，少少加，得快吐乃止。诸亡血虚家，不可与瓜蒂散。

备注：以上两条文为康平本伤寒论退 1 格文。本条文为痰厥证，非少阴病厥证。

356. 伤寒厥而心下悸，宜先治水，当服茯苓甘草汤，却治其厥。不尔，水渍入胃，必作利也。

茯苓甘草汤方

茯苓二两　甘草一两（炙）　生姜三两（切）　桂枝二两（去皮）

上四味，以水四升，煮取二升，去滓，分温三服。

阐释：本条文为康平本伤寒论退 1 格文。

本条文表明水饮病致厥时，因水饮实邪阻碍气机而致厥，宜茯苓甘草汤主之。本证宜先治水，水饮祛，气机通，厥乃止。不然，水饮过胜，下利不止而厥亦甚。茯苓、桂枝、生姜乃治水饮要药。

357. 伤寒六七日，大下后，寸脉沉而迟，手足厥逆，下部脉不至，喉咽不利，唾脓血，泄利不止者，为难治。麻黄升麻汤主之。

麻黄升麻汤方

麻黄二两半（去节）　升麻一两一分　当归一两一分　知母十八株　黄芩十八株

萎蕤十八铢（一作菖蒲） 芍药六铢 天门冬六铢（去心） 桂枝六铢（去皮） 茯苓六铢 甘草六铢（炙） 石膏六铢（碎，绵裹） 白术六铢 干姜六铢

上十四味，以水一斗，先煮麻黄一两沸，去上沫，内诸药，煮取三升，去滓，分温三服。相去如炊三斗米顷，令尽汗出愈。

阐释：本条文为康平本伤寒论退 1 格文，其中"为难治"为旁注文。

结合 294 条文来看，本条文或许为上竭下厥证，即阳脱证。可能是伤寒大下、暴下后，复误汗，阳气大泄，表邪未解而阳气脱越，表里阴阳之气不相顺接，形成上下阴阳格拒之证，或谓上竭下厥证、亡阳证，宜麻黄升麻汤主之。方中当归四逆汤合萎蕤、天门冬，回阳救逆，益阳复脉；予麻黄桂枝各半汤，以少解未除之表邪；予小剂量的白虎汤合黄芩、白芍（黄芩汤意），以治喉咽不利、咳唾脓血、下利不止，本条文或又可谓太阳阳明少阴合病之厥证。

358. 伤寒四五日，腹中痛，若转气下趋少腹者，此欲自利也。

备注：本条文为康平本伤寒论退 2 格文。

359. 伤寒，本自寒下，医复吐下之，寒格，更逆吐下，若食入口即吐，干姜黄芩黄连人参汤主之。

干姜黄芩黄连人参汤方

干姜 黄芩 黄连 人参各三两

上四味，以水六升，煮取二升，去滓，分温再服。

阐释：本条文为康平本伤寒论顶格文，属太阴病寒格证，类少阴病也。

本条文或指伤寒，本受寒而下利；今医者误诊而复吐下之，后又更逆吐下，反复的吐下误治，致太阴病寒格证，而食入口即吐，下利者，宜干姜黄芩黄连人参汤主之。本方与半夏泻心汤相较，仅少半夏、大枣两味药，证治却迥异。

辨厥阴病脉证并治

注：此篇名在古本康平伤寒论中写作：辨厥阴病

总论：仲景原厥阴病条文或许早已散佚，现传世之厥阴病条文，或是后人没有真正理解厥阴病，而将原本属于少阴病厥证的部分条文，下移入厥阴病篇。致使厥阴病到底为何病变得扑朔迷离、莫衷一是。我在充分理解伤寒论本意、辨明其传变规律及诊断模式后，将本应属于少阴病的条文重新移回少阴病篇，使之更有利于理解伤寒论。另外，我依据伤寒论诊断模式（病因 + 病位 + 病性）及“表里寒热虚实”六纲病位病性的推理，认为厥阴病或许属里虚热证。只因其散佚，无缘一睹张仲景治疗里虚热证真实用方用药，甚是可惜。可幸的是，明清温病家大大丰富了此方面的缺失，弥补了伤寒论因散佚的不足。

326．厥阴之为病，消渴，气上撞心，心中疼热，饥而不欲食，食则吐蛔。下之，利不止。

阐释： 本条文为康平本伤寒论顶格文，且写作“厥阴之为病，气上撞心，心中疼热，饥而不欲食，食则吐蛔。下之，利不止”。其中“消渴”“吐蛔”为旁注文。

从本条文来看，厥阴病或属阴虚火旺证，充分印证了厥阴病为里虚热证的猜想。

327．厥阴中风，脉微浮为欲愈，不浮为未愈。

329．厥阴病，渴欲饮水者，少少与之愈。

328. 厥阴病，欲解时，从丑至卯上。

备注：以上三条文为康平本伤寒论退 2 格文。

303. 少阴病，得之二三日以上，心中烦，不得卧，黄连阿胶汤主之。

黄连阿胶汤方

黄连四两　黄芩二两　芍药二两　鸡子黄二枚　阿胶三两（一云：三挺）

上五味，以水六升，先煮三物，取二升，去滓，内胶烊尽，小冷，内鸡子黄，搅令相得，温服七合，日三服。

阐释：本条文为康平本伤寒论顶格文。

本条文虽言少阴病，但从厥阴病为里虚热证理解的话，其或许为厥阴病条文更合理，从中或许可以管窥仲景治疗里虚热证的法则与思想。

辨霍乱病脉证并治

注：此篇名在古本康平伤寒论中写作“辨厥阴病 霍乱”。

382. 问曰：病有霍乱者，何？答曰：呕吐而利，此名霍乱。

阐释：此篇名在古本康平伤寒论中写作“辨厥阴病 霍乱”，表明霍乱或许属厥阴病的一种特殊类型。如若是，本条文结合第326条文可知，厥阴病和霍乱皆有较甚之呕吐、下利不适。

383. 问曰：病发热，头痛，身疼，恶寒，吐利者，此属何病？答曰：此名霍乱。霍乱自吐下，又利止，复更发热也。

阐释：以上两条文为康平本伤寒论退2格文。

从这两条文来看，“呕吐、下利”是霍乱主症，“发热、头痛、身疼、恶寒”是其外证。另外，从“霍乱自吐下，又利止，复更发热也”表述可知，霍乱有下利间歇期发热的特征，这是与太阳病伤寒的鉴别要点。

384. 伤寒，其脉微涩者，本是霍乱，今是伤寒，却四五日，至阴经上，转入阴必利，本呕下利者，不可治也。欲似大便，而反失（矢）气，仍不利者，此属阳明也，便必硬，十三日愈。所以然者，经尽故也。下利后，当便硬，硬则能食者愈。今反不

能食，到后经中，颇能食，复过一经能食，过之一日当愈，不愈者，不属阳明也。

阐释：本条文为康平本伤寒论退 2 格文，可能是论述霍乱初愈，不慎复感伤寒的预后及不同转归。且我认为第 385 条文当与本条文合并，属不同转归证治之一。

“其脉微涩者，本是霍乱，却四五日，今是伤寒，至阴经上”结合第 358 条文“伤寒四五日，腹中痛，若转气下趋少腹者，此欲自利也”，故其后曰：“转入阴必利，不能食，本呕下利者，不可治也”，即本霍乱呕吐下利初愈，今又复感伤寒传变至太阴上，必复下利不能食，复两伤气阴，故言不可治；但若霍乱初愈，复感伤寒四五日出现“不下利，而反矢气者，必能食，大便硬，转属阳明，或宜小承气汤主之，不日将愈。不愈者，不属阳明”；若霍乱初愈，复感伤寒，出现“吐利，恶寒，脉微而复利”者，少阴病也，宜四逆加人参汤主之。

385. 恶寒，脉微而复利，利止亡血也，四逆加人参汤主之。

四逆加人参汤方

甘草二两（炙）　附子一枚（生，去皮，破八片）　干姜一两半　人参一两

上四味，以水三升，煮取一升二合，去滓，分温再服。

阐释：本条文为康平本伤寒论顶格文，写作“吐利，恶寒，脉微而复利，四逆加人参汤主之”，其中“利止亡血也”为旁注文。

此条表明霍乱呕吐、下利止后，复下利，气阴大伤，故恶寒而脉微，宜四逆加人参汤，峻补气阴，救逆复脉以防脱也。由此可推，第 347 条文“伤寒五六日，不结胸，腹濡，脉虚复厥者，不可下，此为亡血，下之，死”，宜四逆加人参汤主之。

386. 霍乱，头痛发热，身疼痛，热多欲饮水者，五苓散主之，寒多不用水者，理中丸主之。

五苓散方

猪苓十八铢（去皮） 泽泻一两六铢 白术十八铢 茯苓十八铢 桂枝半两（去皮）

上五味，为散，更治之，白饮和服方寸匕，日三服。多饮暖水，汗出愈。

理中丸方

人参 干姜 甘草（炙） 白术各三两

上四味，捣筛，蜜和为丸，如鸡子黄许大。以沸汤数合，和一丸，研碎，温服之。日三四、夜二服（日三四、夜二服，在康平本伤寒论中为插注文）。（腹中未热，益至三四丸，然不及汤。汤法：以四物依两数切，用水八升，煮取三升，去滓，温服一升，日三服。若脐上筑者，肾气动也，去术，加桂四两；吐多者，去术，加生姜三两；下多者，还用术；悸者，加茯苓二两；渴欲得水者，加术足前成四两半；腹中痛者，加人参足前成四两半；寒者，加干姜足前成四两半；腹满者，去术，加附子一枚。服汤后如食顷，饮热粥一升许，微自温，勿发揭衣被，在康平本伤寒论中为另一退 2 格文。）

阐释：本条文为康平本伤寒论顶格文，写作“吐利，头痛发热，身疼痛，热多欲饮水者，五苓散主之；寒多不用水者，理中丸主之”。其中“霍乱”为旁注文，且第 387 条文“吐利止而身痛不休者，当消息和解其外，宜桂枝汤小和之”为本条文理中丸加减法。

“霍乱，头痛发热，身疼痛，口渴欲饮水者，五苓散主之；口不渴者，理中丸主之”，我认为口不渴者，桂枝人参汤主之，或许更妥。

另外，从本条文可以看出，五苓散可治疗表里同病之湿热证，可用治部分胃肠型感冒。五苓散、理中丸及桂枝人参汤或许是治疗霍乱主方。

387. 吐利止而身痛不休者，当消息和解其外，宜桂枝汤小和之。

桂枝汤方

桂枝三两（去皮）　芍药三两　甘草二两（炙）　生姜三两（切）　大枣十二枚（擘）

上五味，以水七升，煮取三升，去滓，温服一升。

备注：本条文在康平本伤寒论中并非独立条文，且桂枝汤后有“小和利之”的旁注文。

388. 吐利汗出，发热恶寒，四肢拘急，手足厥冷者，四逆汤主之。

四逆汤方

甘草二两（炙）　干姜一两半　附子一枚（生用，去皮，破八片）

上三味，以水三升，煮取一升二合，去滓，分温再服。强人可用大附子一枚，干姜三两。

备注：本条文为康平本伤寒论顶格文，可与第353、390条文互参学习。

389. 既吐且利，小便复利而大汗出，下利清谷，内寒外热，脉微欲绝者，四逆汤主之。

390. 吐已下断，汗出而厥，四肢拘急不解，脉微欲绝者，通脉四逆加猪胆汤主之。

通脉四逆加猪胆汤方

甘草二两（炙）　干姜三两（强人可四两）　附子大者一枚（生，去皮，破八片）猪胆汁半合

上四味，用水三升，煮取一升二合，去滓；内猪胆汁，分温再服，其脉即来。无猪胆，以羊胆代之。

阐释： 以上两条文为康平本伤寒论顶格文，第 388、389、390 条文属霍乱变证的证治，或转属少阴病厥证是也。结合第 317、353、388 条文学习可知，少阴病厥证的“脉微欲绝”，是通脉四逆汤或通脉四逆加猪胆汤主症。

391．吐利发汗，脉平，小烦者，以新虚不胜谷气故也。

阐释： 本条文为康平本伤寒论顶格文，属霍乱自愈证。表明霍乱新病，气阴未大伤，体质尚强者，若出现“脉平，小烦”者，乃邪不胜正，机体欲自愈之象。

辨阴阳易差后劳复病脉证并治

注：此篇名在古本康平伤寒论中写作“辨阴阳易差后劳复病”。

392. 伤寒阴易之为病，其人身体重，少气，少腹里急，或引阴中拘挛，热上冲胸，头重不欲举，眼中生花，膝胫拘急者，烧裈散主之。

烧裈散方

妇人中裈近隐处，取烧作灰。

上一味，水服方寸匕。日三服。小便即利，阴头微肿，此为愈矣。妇人病，取男子裈烧服（此为愈矣。妇人病，取男子裈烧服在康平本伤寒论中为插注文）。

阐释： 本条文为康平本伤寒论退 1 格文。

结合《金匮要略·血痹虚劳病脉证并治第六》：“《千金》疗男女因积冷气滞，或大病后不复常，若四肢沉重，骨肉酸疼，吸吸少气，行动喘乏，胸满气急，腰背强痛，心中虚悸，咽干唇燥，面体少色，或饮食无味，胁肋腹胀，头重不举，多卧少起，甚者积年，轻者百日，渐致瘦弱，五脏气竭，则难可复常，六脉俱不足，虚寒乏气，少腹拘急，羸瘠百病，名曰黄芪建中汤，又有人参二两”及“虚劳腰痛，少腹拘急，小便不利者，八味肾气丸主之”可知，本条文或许宜黄芪建中汤或八味肾气丸主之。

393. 大病差后，劳复者，枳实栀子豉汤主之。

枳实栀子豉汤方

枳实三枚（炙）　栀子十四个（擘）　香豉一升（绵裹）

上三味，以清浆水七升，空煮取四升；内枳实、栀子，煮取二升，下豉，更煮五六沸，去滓，温分再服。覆令微似汗。若有宿食者，内大黄如博碁子大五六枚，服之愈（若有宿食者，内大黄如博碁子大五六枚，服之愈。在康平本伤寒论中为插注文）。

阐释： 本条文为康平本伤寒论顶格文。

本条文或许有误，结合《金匮要略·血痹虚劳病脉证并治第六》：“虚劳里急，诸不足，黄芪建中汤主之”“虚劳诸不足，风气百疾，薯蓣丸主之”可知，“大病差后，劳复”者，或许宜黄芪建中汤或薯蓣丸主之。从本条文方药使用注意处“若有宿食者，内大黄如博碁子大五六枚，服之愈”的表述可推知，若“大病差后，食复”者，枳实栀子豉汤主之，或许更合理；结合第398条文学习，或许更支持这一推测。

394. 伤寒差以后，更发热，小柴胡汤主之。脉浮者，以汗解之；脉沉实者，以下解之。

小柴胡汤方

柴胡半斤　黄芩二两　人参二两　半夏半升（洗）　甘草（炙）　生姜各二两（切）　大枣十二枚（擘）

上七味，以水一斗二升，煮取六升，去滓，再煎取三升，温服一升，日三服。

备注：本条文为康平本伤寒论顶格文，且“脉浮者，以汗解之；脉沉实者，以下解之”为另一顶格条文，并写作“脉浮者，少以汗解之；脉沉实者，少以下解之”。

395. 大病差后，从腰以下有水气者，牡蛎泽泻散主之。

牡蛎泽泻散方

牡蛎（熬） 泽泻 蜀漆（暖水洗，去腥） 葶苈子（熬） 商陆根（熬） 海藻（洗，去咸） 栝蒌根各等分

上七味，异捣，下筛为散，更于臼中治之，白饮和服方寸匕，日三服。小便利，止后服。

阐释：本条文为康平本伤寒论顶格文。从本条文可看出，牡蛎亦有祛水气作用，故小柴胡汤加减法中有言“胁下痞者，加牡蛎”。牡蛎泽泻散或许是用治里热饮证。

396．大病差后，喜唾，久不了了，胸上有寒，当以丸药温之，宜理中丸。

理中丸方

人参 干姜 甘草（炙） 白术各三两

上四味，捣筛，蜜和为丸，如鸡子黄许大，以沸汤数合，和一丸，研碎，温服之，日三服。

阐释：本条文为康平本伤寒论顶格文，其中“胸上有寒，当以丸药温之”为旁注文。

从本条文或可推知，部分清嗓、呷痰、喜唾的慢性咽炎患者，或许可用理中丸主之。

397．伤寒解后，虚羸少气，气逆欲吐，竹叶石膏汤主之。

竹叶石膏汤方

竹叶二把 石膏一斤 半夏半斤（洗） 麦门冬一升（去心） 人参二两 甘草二两（炙） 粳米半升

上七味，以水一斗，煮取六升，去滓；内粳米，煮米熟汤成，去米，温服一升，日三服。

备注：本条文为康平本伤寒论顶格文。本条文属伤寒外解后，尚有气阴不足之内伤未愈，其本质上属厥阴病乎？

398. 病人脉已解，而日暮微烦，以病新差，人强与谷，脾胃气尚弱，不能消谷，故令微烦。损谷则愈。

备注：本条文为康平本伤寒论退2格文。本条文表明疾病初愈，当注意饮食护脾，切勿过饱、滥补或进吃生冷等，慎防劳复、食复的疾病善后思想得到一定体现。

附录：伤寒论证治总览图表

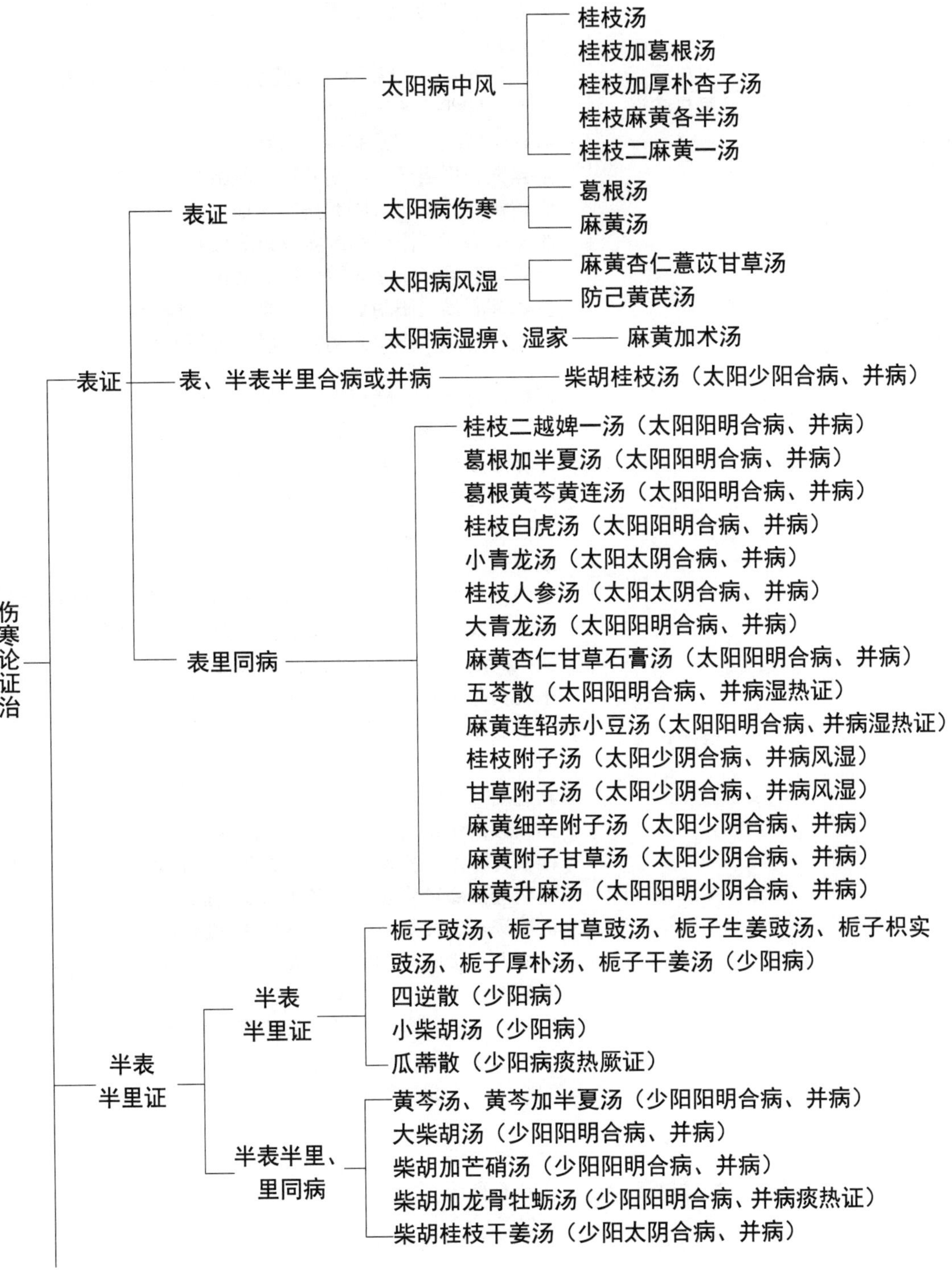

- 伤寒论证治
  - 里证
    - 里热证、里热实证
      - 白虎汤、白虎汤加人参汤（中暍、阳明病里热证）、调胃承气汤、小承气汤、麻子仁丸、大承气汤（阳明病里热实证）
      - 五苓散、猪苓汤、白头翁汤、茵陈蒿汤（阳明病湿热证）
      - 小陷胸汤、大陷胸丸、大陷胸汤、十枣汤、牡蛎泽泻散（阳明病痰饮热证）
      - 桃核承气汤（阳明病热入血室）
      - 抵当丸、抵当汤（阳明病热与血结）
      - 大黄黄连泻心汤（阳明病实痞证）
      - 附子泻心汤（阳明病虚实夹杂痞证）
      - 半夏泻心汤（阳明太阴合病之痞证）
      - 生姜泻心汤（阳明太阴合病兼水饮之痞证）
      - 甘草泻心汤（阳明太阴合病以太阴病为甚之痞证）
    - 里虚寒证
      - 桂枝加芍药汤、桂枝加大黄汤、桂枝加芍药生姜各一两参三两新加汤（太阴病）
      - 厚朴生姜半夏甘草人参汤（太阴病）
      - 小、大建中汤、理中汤（太阴病）
      - 黄连汤（太阴病痞证）
      - 旋覆代赭汤（太阴病痞证夹水饮）
      - 桂枝去桂加茯苓白术汤、茯苓甘草汤、茯苓桂枝甘草大枣汤、茯苓桂枝白术甘草汤、白散（太阴病痰饮）
      - 吴茱萸汤（太阴病或少阴病寒厥证）
      - 干姜黄芩黄连人参汤（太阴病寒格证）
      - 芍药甘草附子汤、干姜附子汤（少阴病）
      - 附子汤（少阴病主方）
      - 真武汤（少阴病痰饮）
      - 赤石脂禹余粮汤、桃花汤（少阴病）
      - 桂枝甘草汤、桂枝甘草龙骨牡蛎汤、桂枝加桂汤、桂枝芍药加蜀漆牡蛎龙骨救逆汤（少阴病）
      - 白通汤、白通加猪胆汁汤（少阴病厥证）
      - 乌梅丸（少阴病蛔厥、痛厥证）
      - 通脉四逆汤（少阴病厥证）
      - 当归四逆汤、当归四逆加吴茱萸生姜汤（少阴病厥证）
      - 茯苓四逆汤（少阴病厥证）
      - 四逆汤（少阴病厥证）
    - 里虚热证
      - 黄连阿胶汤
      - 竹叶石膏汤
      - 炙甘草汤

寒温统一

目前，中医诊断学有病因辨证、八纲辨证、气血津液辨证、脏腑辨证、经络辨证、六经辨证、卫气营血及三焦辨证等，辨证系统过多且繁杂，缺乏精确的诊断标准，临床实践的重复性差，给广大中医工作者带来不少困惑和迷茫，给中医传承亦带来不少困难。我在充分理解和总结《伤寒论》诊断治疗模式及其疾病传变规律后，现尝试将其诊断模式运用于温病的诊断治疗中，祈求寒温诊断模式统一，减少过多的诊断方式，但愿这是一个有益的探索。

温病证治[1]

一、表证

（一）表证

1. 风热袭表证

【证候】发热，微恶风寒，无汗或少汗，头痛，咳嗽，口微渴，苔薄白，舌边尖红，脉浮数。

【治法】辛凉解表，宣肺泄热。

【方药】银翘散《温病条辨》。

---

[1] 本篇温病证治参考引用了彭胜权主编的《温病学》及宋乃光等主编的《温病八大名著》.

【组成与用法】

连翘一两　银花一两　苦桔梗六钱　薄荷六钱　竹叶四钱　生甘草五钱　荆芥穗四钱　淡豆豉五钱　牛蒡子六钱

上杵为散，每服六钱，鲜苇根汤煎。香气大出，即取服，勿过煎。肺药取轻清，过煎则味厚而入中焦矣。病重者，约二时一服，日三服，夜一服；轻者，三时一服，日二服，夜一服；病不解者，作再服（现代用法：作汤剂，水煎服，用量按原方比例酌减）。

【治法】辛凉解表，疏风清热，宣肺止咳。

【方药】桑菊饮《温病条辨》。

【组成与用法】

桑叶二钱五分　菊花一钱　杏仁二钱　连翘一钱五分　薄荷八分　苦桔梗二钱　生甘草八分　苇根二钱

水二杯，煮取一杯，日二服（现代用法：水煎温服）。二三日不解，气粗似喘，燥在气分者，加石膏、知母；舌绛暮热，甚燥，邪初入营，加元参二钱、犀角一钱；在血分者，去薄荷、苇根，加麦冬、细生地、王竹、丹皮各二钱；肺热甚加黄芩；渴者加花粉。

2. 暑湿袭表证

【证候】身热，微恶风寒，头痛重胀，身重肢节酸楚，无汗或微汗，脘痞，口不渴，舌尖红，苔白腻或微黄腻，脉浮滑数或濡数。

【治法】透邪达表，涤暑化湿。

【方药】卫分宣湿饮《暑病证治要略》或新加香薷饮《温病条辨》加减。

【组成与用法】

卫分宣湿饮《暑病证治要略》

西香薷一钱　全青蒿一钱五分　滑石四钱　浙茯苓三钱　通草一钱　苦杏仁一钱五分　鲜荷叶边一角　鲜冬瓜皮一两　淡竹叶三十片

新加香薷饮《温病条辨》

香薷二钱　金银花三钱　鲜扁豆花三钱　厚朴二钱　连翘二钱

水五杯，煮取二杯。先取一杯，得汗止后服；不汗再服，服尽不汗，再作服。

3. 燥邪袭表证

【证候】发热，微恶风，少汗，咳嗽少痰，咳甚则声音嘶哑，咽干鼻燥，口微渴，舌边尖红，苔薄白而欠润，右寸脉数大。

【治法】辛凉甘润，轻透肺卫。

【方药】桑杏汤《温病条辨》。

【组成与用法】

桑叶一钱　杏仁一钱五分　沙参二钱　象贝一钱　香豉一钱　栀子皮一钱　梨皮一钱

水二杯，煮取一杯，顿服之，重者再作服。

4. 疫毒袭表

【证候】发热微恶风寒，头痛咳嗽，突起肌肤红疹，发无定处，以头面四肢为多，舌尖红，苔薄白或微黄，脉浮数。

【治法】疏散风热，宣肺透疹。

【方药】银翘散加减，可酌加适量大青叶、生地黄、赤芍等。

（二）表、半表半里合病或并病

【证候】发热，微恶风寒，或寒热往来，无汗或少汗，头痛，咳嗽，口微渴，胸胁苦满，心烦，恶心呕吐，苔薄白，舌边尖红，脉浮数或浮弦数。

【治法】辛凉解表，和解泄热。

【方药】银翘散或桑菊饮合小柴胡汤《伤寒论》化裁。

【组成与用法】

小柴胡汤《伤寒论》

柴胡半斤　黄芩三两　人参三两　半夏半升（洗）　甘草（炙）　生姜各三两（切）　大枣十二枚（擘）

上七味，以水一斗二升，煮取六升，去滓，再煎取三升，温服一升，日三服。

（三）表里同病

1. 热邪入里，表证未罢

【证候】身热，汗出，烦渴，咳喘，或咯痰黄稠，或带血，或痰呈铁锈色，胸闷胸痛，舌红苔黄，脉滑数。

【治法】清热宣肺平喘。

【方药】麻黄杏仁甘草石膏汤《伤寒论》，若痰热内壅伤肺，则可合用小陷胸汤加减，以泄热化痰。

【组成与用法】

麻黄四两（去节）　杏仁五十个（去皮尖）　甘草二两（炙）　石膏半斤（碎、绵裹）

上四味，以水七升，煮麻黄，减二升，去上沫；内诸药，煮取二升，去滓，温服一升。

2. 表寒里热

【证候】发热恶寒，无汗或有汗，头项强痛，肢体酸痛，腹胀，大便干燥，唇焦，舌苔黄燥，脉象滑数或弦数。

【治法】解表散邪，清热泻里。

【方药】麻黄汤《伤寒论》合白虎汤《伤寒论》，或防风通圣散《宣明论方》或增损双解散《伤寒瘟疫条辨》。

【组成与用法】

麻黄汤《伤寒论》

麻黄三两（去节）　桂枝二两（去皮）　甘草一两（炙）　杏仁七十个（去皮尖）

上四味，以水九升，先煮麻黄，减二升，去上沫；内诸药；煮取二升半，去滓，温服八合。覆取微似汗，不须啜粥。余如桂枝法将息。

白虎汤《伤寒论》

知母六两　石膏一斤（碎）　甘草二两（炙）　粳米六合

上四味，以水一斗，煮米熟汤成，去滓，温服一升，日三服。

防风通圣散《宣明论方》

防风　川芎　当归　芍药（炒）　大黄（酒蒸）　薄荷叶　麻黄　连翘　芒硝（后下）各五钱　石膏　黄芩　桔梗各一两　滑石三两　甘草二两　荆芥　白术　栀子各二钱半

上为末，每服二钱，水一大盏，生姜三片，煎至六分，温服。

增损双解散《伤寒瘟疫条辨》

白僵蚕（酒炒）三钱　全蝉蜕十二枚　广姜黄七分　防风一钱　薄荷叶一钱　荆芥穗　当归各一钱　白芍一钱　黄连一钱　连翘（去心）一钱　栀子一钱　黄芩二钱　桔梗二钱　石膏六钱　滑石三钱　甘草一钱　大黄（酒浸）二钱　芒硝二钱

水煎去滓，冲芒硝，入蜜三匙，黄酒半酒杯，和匀冷服。

3. 疫毒入里而表未解

【证候】发热微恶风，无汗或少汗头痛身痛，颜面潮红，疹色鲜红或深红，四肢倦怠，口微渴，舌边尖红，苔黄微腻，脉滑数。

【治法】透表解肌，清热解毒化湿。

【方药】新加香薷饮合柴葛解肌汤加减。

4. 表里俱热证

【证候】发热，微恶风，头痛，咽痛，咳嗽，大汗出，烦渴，舌红苔黄，脉浮洪或滑数。

【治法】透邪解表，清泄里热。

【方药】银翘散或桑菊饮合白虎汤化裁。

5. 表里俱热实证

【证候】潮热，便秘，咳嗽声亢，痰黄稠，喘促不安，汗大出，渴喜冷饮，咽痛，苔黄腻而燥，脉浮洪或滑数。

【治法】宣肺化痰，泄热攻下。

【方药】宣白承气汤《温病条辨》合升降散《伤寒温疫条辨》。

【组成与用法】

宣白承气汤《温病条辨》

生石膏五钱　生大黄三钱　杏仁粉二钱　栝蒌皮一钱五分

水五杯，煮取二杯，先服一杯，不知再服。

升降散《伤寒温疫条辨》

白僵蚕（酒炒）二钱　全蝉蜕（去土）一钱　川大黄（生）四钱　广姜黄（去皮）三分

称准，上为细末，合研匀。病轻者，分四次服，每服重一钱八分两厘五毫，用冷黄酒一盅，蜂蜜五钱，调匀冷服，中病即止；病重者，分三次服，每服重两钱四分三厘三毫，黄酒盅半，蜜七钱五分，调匀冷服；最重者，分两次服，每服重三钱六分五厘，黄酒二盅，蜜一两，调匀冷服。

6. 湿热弥漫表里（湿重于热或湿热并重）

【证候】恶寒少汗，身热不扬，午后热甚，头痛如裹，身重肢倦，胸闷脘痞，面色淡黄，口不渴，苔白腻，脉濡缓。

【治法】芳香化湿，表里双解。

【方药】藿朴夏苓汤《医原》或三仁汤《温病条辨》。

【组成与用法】

藿朴夏苓汤《医原》（湿重于热）

藿香二钱　姜半夏一钱半　赤苓三钱　杏仁三钱　生苡仁四钱　白蔻仁六分　猪苓钱半　淡豆豉三钱　泽泻一钱半　厚朴一钱

三仁汤《温病条辨》（湿热并重）

杏仁五钱　飞滑石六钱　白通草二钱　白蔻仁二钱　竹叶二钱　厚朴二钱　生薏苡仁六钱　半夏五钱

甘澜水八碗，煮取三碗，每服一碗，日三服。

7. 暑湿弥漫表里（热重于湿）

【证候】身热面赤，耳聋，头晕头重，咳痰带血，不甚渴饮，胸闷脘痞，恶心呕吐，大便溏臭，小便短赤，舌红赤，苔黄腻，脉滑数。

【治法】宣表泄热利湿。

【方药】三石汤《温病条辨》。

【组成与用法】

滑石三钱　生石膏五钱　寒水石三钱　杏仁三钱　竹茹（炒）二钱　银花三钱（露更妙）　金汁（冲）一酒杯　白通草二钱

水五杯，煮二杯，日二服。

8. 表里俱热，热入血室证

【证候】发热，微恶风寒，咽痛，咳嗽，口渴，肌肤斑疹隐隐，心烦躁扰，甚或时有谵语，舌红绛苔白黄而干燥，脉象浮弦数。

【治法】透邪清热凉血。

【方药】银翘散去豆豉加细生地、丹皮、大青叶、倍玄参方《温病条辨》或化斑汤《温病条辨》。

【组成与用法】

银翘散去豆豉加细生地、丹皮、大青叶、倍玄参方《温病条辨》

化斑汤《温病条辨》

石膏一两　知母四钱　生甘草三钱　元参三钱　犀角二钱　白粳米一合

水八杯，煮取三杯，日三服，渣再煮一盅，夜一服。（加减：上方加适量的薄荷叶、青蒿。）

9. 燥邪袭表，里有虚热

【证候】夜热早凉，热退无汗，能食形瘦，舌红苔少，脉沉细略数。

【治法】滋阴清热，搜邪透表。

【方药】青蒿鳖甲汤《温病条辨》，合白薇、玉竹。

【组成与用法】

青蒿二钱　鳖甲五钱　细生地四钱　知母二钱　丹皮三钱

水五杯，煮取二杯，日再服。

二、半表半里证

（一）半表半里证

【证候】寒热往来如疟状，寒甚热微，身痛有汗，手足沉重，呕逆胀满，舌苔白厚腻浊，或如积粉，脉缓。

【治法】透邪化湿泄浊。

【方药】达原饮《温疫论》或雷氏宣透膜原法《时病论》，或依据实际情况选用小柴胡汤合升降散化裁。

【组成与用法】

达原饮《温疫论》

槟榔二钱　厚朴一钱　草果仁五分　知母一钱　芍药一钱　黄芩一钱　甘草五分

水二盅，煎八分，午后温服。

雷氏宣透膜原法《时病论》

厚朴（姜制）一钱　槟榔钱半　草果仁（煨）八分　黄芩（酒炒）一钱　粉甘草五分　藿香叶一钱　半夏（姜制）一钱半　生姜三片

（二）半表半里、里热实证合病、并病

【证候】身热，口苦而渴，干呕心烦，小便短赤，胸胁不舒，舌红苔黄，脉象弦数。或见身热不甚，心烦懊侬，坐卧不安，欲呕不得呕，舌苔微黄不燥，脉数。或见身热不已，烦躁不安，胸膈灼热如焚，唇焦咽燥，口渴或便秘，舌红苔黄（或黄白欠润），脉滑数。

【治法】清解少阳，泄热安神。

【方药】大柴胡汤《伤寒论》或柴胡加芒硝汤《伤寒论》，亦可合用升降散。

【组成与用法】

大柴胡汤《伤寒论》

柴胡半斤　黄芩三两　芍药三两　半夏半升（洗）　生姜五两（切）　枳实四枚（炙）　大枣十二枚（擘）

上七味，以水一斗二升，煮取六升，去滓，再煎（取三升），温服一升，日三服。一方，加大黄二两。若不加，恐不为大柴胡汤。

柴胡加芒硝汤《伤寒论》

柴胡二两十六铢　黄芩一两　人参一两　甘草一两（炙）　生姜一两（切）　半夏二十铢（一云五枚，洗）　大枣四枚（擘）　芒硝二两

上八味，以水四升，煮取二升，去滓，内芒硝，更煮微沸，分温再服。不解，更作。

三、里证

（一）里热证、里热实证

1. 里热证

【证候】壮热，面赤，汗多，烦躁，口渴甚，且渴喜凉饮，舌质红苔黄而燥，脉洪大或滑数。

【治法】清热存津。

【方药】白虎汤《伤寒论》或白虎加人参汤加减《伤寒论》。

【组成与用法】

白虎汤《伤寒论》

知母六两　石膏一斤（碎）　甘草二两（炙）　粳米六合

上四味，以水一斗，煮米熟汤成，去滓，温服一升，日三服。

白虎加人参汤《伤寒论》

知母六两　石膏（碎，绵裹）一斤　甘草（炙）二两　粳米六合　人参三两

上五味，以水一斗，煮米熟，汤成去滓，温服一升，日三服。为加强增液生津之力，可依据实际情况，酌加玄参、麦冬、石斛、芦根、西洋参之类。

2. 暑湿困里

【证候】壮热，汗出，面赤恶热，气粗息促，肢体酸楚或身重，烦躁口渴，小便不利，脘痞呕恶，舌红，苔黄腻，脉洪大。

【治疗】清泄里热化湿。

【方药】白虎加苍术汤加减。

【组成与用法】

知母六两　甘草（炙）二两　石膏一斤　苍术三两　粳米三两

上剉如麻豆大，每服五钱匕，水一盏半，煎八分，去滓，服六分，清汁温服。

3. 湿热困阻于里

【证候】身热不扬，口渴不欲多饮，脘痞呕恶，腹胀，心中烦闷，便溏色黄，小便短赤或混浊，舌苔黄腻，脉濡数。

【治法】辛开苦降，清热化湿。

【方药】王氏连朴饮《霍乱论》。

【组成与用法】

厚朴二钱　川连（姜汁炒）　石菖蒲　半夏（醋炒）各一钱　香豉（炒）　栀子（炒）各三钱　芦根二两

4. 湿毒内蕴于里

【证候】发热口渴，胸闷腹胀，肢酸倦怠，咽喉肿痛，小便黄赤，或身目发黄，苔黄而腻，脉滑数。

【治法】清热解毒，利湿化浊。

【方药】甘露消毒丹《温热经纬》。

【组成与用法】

飞滑石十五两　淡黄芩十两　绵茵陈十一两　石菖蒲六两　川贝母　木通各五两　藿香　连翘　白蔻仁　薄荷　射干各四两

生晒研末，每服三钱，开水调服，一日二次。或以神曲糊为丸，如弹子大，开水化服。

5. 湿热疫毒，内陷入里

【证候】身热不退，朝轻暮重，神识昏蒙，似清似昧，或时清时昧，时或谵语，舌苔黄腻浊，脉濡滑而数。

【治法】清热解毒，化湿豁痰开窍。

【方药】菖蒲郁金汤合苏合香丸或至宝丹。

【组成与用法】

菖蒲郁金汤

鲜石菖蒲三钱　广郁金一钱　炒山栀三钱　青连翘二钱　细木通钱半　鲜竹叶三钱　粉丹皮二钱　淡竹沥（冲）五钱　灯心二钱　紫金片（即玉枢丹）五分（冲）

如热偏重而邪热炽盛者，可加服至宝丹以清心化痰开窍；如湿浊偏盛而热势不著者，可送服苏合香丸化湿辟秽开窍。

6. 里热实证

【证候】潮热，腹满便秘，口干唇裂，舌苔焦燥，脉象沉细；或伴见口干咽燥，倦怠少气，撮空摸床，肢体震颤，目不了了，苔干黄或焦黑，脉沉弱或沉细；或伴见小便滴沥难出，溺时疼痛，尿色红赤，时烦渴甚，舌红脉数或脉实。

【治疗】清里攻下，增液护津。

【方药】增液承气汤《温病条辨》或新加黄龙汤《温病条辨》或导赤承气汤《温病条辨》或解毒承气汤《伤寒温疫条辨》。

【组成与用法】

增液承气汤《温病条辨》

细生地　麦门冬各八钱（连心）　大黄三钱　芒硝一钱五分　玄参一两

水八杯，煮取三杯，先服一杯，不知再服。

新加黄龙汤《温病条辨》

细生地五钱　生甘草二钱　人参一钱五分（另煎）　生大黄三钱　芒硝一钱　玄

参五钱　连心麦门冬五钱　当归一钱五分　海参二条　姜汁六匙

水八杯，煮取三杯。先用一杯，冲参汁五分，姜汁两匙，顿服之。如腹中有响声，或转矢气者，为欲便也；候一至二时不便，再如前法服一杯；候二十四刻，不便，再服第三杯。如服一杯，即得便，止后服，酌服益胃汤一剂，余参或可加入。

导赤承气汤《温病条辨》

赤芍三钱　细生地五钱　生大黄三钱　黄连二钱　黄柏二钱　芒硝一钱

水五杯，煮取二杯，先服一杯，不下再服。

解毒承气汤《伤寒温疫条辨》

白僵蚕（酒炒）三钱　蝉蜕（全）十个　黄连一钱　黄芩一钱　黄柏一钱　栀一钱　枳实（麸炒）二钱五分　厚朴（姜汁炒）五钱　大黄（酒洗）五钱　芒硝三钱（另入）

7. 里热实厥证

【证候】身热，神昏，舌蹇，四肢厥冷，大便秘结，腹部按之硬痛，舌绛，苔黄燥，脉数沉实。

【治法】清热攻下，救逆开窍醒神。

【方药】牛黄承气汤《温病条辨》。

牛黄承气汤即是用安宫牛黄丸二丸，以水化开，调生大黄末三钱，先服一半，不知再服。

8. 热入血室

【证候】身热，少腹坚满，按之疼痛，小便自利，便结或大便色黑，神志如狂，或清或乱，口干而漱水不欲咽，舌绛紫或有瘀斑，脉沉实而涩。

【治法】泄热通结，活血逐瘀。

【方药】桃仁承气汤《温病条辨》。

【组成与用法】

生大黄五钱　芒硝（冲）二钱　桃仁三钱　芍药三钱　丹皮三钱　当归三钱

水八杯，煮取三杯，先服一杯，得下止后服，不知再服。

9. 疫毒直中血室

【证候】身热夜甚，心烦躁扰，时有谵语，目常喜开或喜闭，口渴或不甚渴，斑疹隐隐，舌红绛而干，脉数或细数。

【治法】清里透热，凉血解毒安神。

【方药】清营汤《温病条辨》。

【组成与用法】

犀角三钱　生地黄五钱　元参三钱　竹叶心一钱　麦门冬三钱　丹参二钱　黄连一钱半　银花三钱　连翘（连心）二钱

水八杯，煮取三杯，日三服。

10. 里热壅盛，热入血室

【证候】壮热，口渴，头痛，烦躁不安，肌肤发斑，斑点隐隐，甚或吐血、衄血、谵语，舌绛苔黄，脉数。

【治法】清热凉血。

【方药】玉女煎去牛膝、熟地加细生地、元参方《温病条辨》，或用化斑汤《温病条辨》、清瘟败毒饮《疫疹一得》。

【组成与用法】

玉女煎去牛膝、熟地加细生地、元参方《温病条辨》

生石膏一两　知母四钱　元参四钱　细生地六钱　麦冬六钱

水八杯，煮取三杯，日二服，渣再煮一盅服。

化斑汤《温病条辨》

石膏一两　知母四钱　生甘草三钱　元参三钱　犀角二钱　白粳米一合

水八杯，煮取三杯，日三服，渣再煮一盅，夜一服。

清瘟败毒饮《疫疹一得》

生石膏（大剂六两至八两、中剂二两至四两、小剂八钱至一两二钱）　小生地

（大剂六钱至一两、中剂三钱至五钱、小剂二钱至四钱） 乌犀角（大剂六钱至八钱、中剂三钱至四钱、小剂二钱至四钱） 真川连（大剂四钱至六钱、中剂二钱至四钱、小剂一钱至一钱半） 生栀子 桔梗 黄芩 知母 赤芍 玄参 连翘 竹叶 甘草 丹皮（原书未列药量）

疫证初起，恶寒发热，头痛如劈，烦躁谵妄，身热肢冷，舌刺唇焦，上呕下泄，六脉沉细而数，即用大剂；沉而数者，用中剂；浮大而数者，用小剂。如斑一出，即用大青叶，量加升麻四五分，引毒外透。

11. 里热与血结

【证候】身体灼热，躁扰不安，甚或昏狂谵妄，斑疹密布，色深红甚或紫黑，或吐衄便血，舌质深绛，脉数。

【治法】凉血散血，清热解毒。

【方药】犀角地黄汤《温病条辨》。

【组成与用法】

干地黄一两 生白芍三钱 丹皮三钱 犀角三钱

水五杯，煮取二杯，日二服，渣再煮一杯服。

12. 暑与血结

【证候】灼热躁扰，神志谵妄，斑疹密布，色呈紫黑，吐血、衄血便血，或兼见四肢抽搐，角弓反张，舌绛苔焦黄。

【治法】清暑解毒，凉血熄风，止痉开窍。

【方药】神犀丹《温热经纬》合安宫牛黄丸。若暑热引动内风，宜清泄暑热，熄风定痉，则合用羚角钩藤。

【组成与用法】

神犀丹《温热经纬》

乌犀角（尖，磨汁） 石菖蒲 黄芩各六两 怀生地（冷水洗净浸透，捣绞汁） 银花各一斤（如有鲜者捣汁用尤良） 连翘各十两 板蓝根九两 玄参七两 香豆豉八两 花粉 紫草各四两

各生晒研细，以犀角、地黄汁、粪清和捣为丸，每重三钱，凉开水化服，日二

次，小儿减半。

13. 里热壅盛，热极动风

【证候】高热，烦渴，头痛甚，手足躁扰，甚则狂乱，神昏痉厥，或见颈项强直、角弓反张，舌干红绛，脉细弦数。

【治法】清里泄热熄风。

【方药】羚角钩藤汤，必要时合用安宫牛黄丸或至宝丹。

【组成】羚角片一钱半（先煎）　双钩藤三钱（后入）　霜桑叶二钱　滁菊花三钱　鲜生地五钱　生白芍三钱　川贝母四钱（去心）　淡竹茹（鲜刮）　与羚羊角先煎代水五钱　茯神木三钱　生甘草八分

14. 热与血结欲脱

【证候】起病急骤，即刻全身斑疹密布，融合成片，面色苍白，指端青紫，皮肤可见花纹，四肢不温，呼吸微弱，身出冷汗，舌暗微紫，脉象微细。

【治法】清营解毒凉血，益气固脱。

【方药】清瘟败毒饮合生脉散加减。

15. 热与血结脱证

【证候】身热骤降，神昏谵语或不语如尸厥，躁扰不安，气短息促，手足厥冷，冷汗自出，大便闭，舌绛色暗，欲伸无力，苔干燥起刺，脉细疾或沉弱。

【治法】开闭固脱。

【方药】生脉散《内外伤辨惑论》或参附汤送服安宫牛黄丸或至宝丹。

【组成与用法】

生脉散《内外伤辨惑论》

人参五分　麦冬五分　五味子七粒

长流水煎，不拘时服。

（二）里虚寒证

1. 湿胜阳微

【证候】身冷，汗出，胸痞，口渴，苔白腻，脉细缓。

【治法】补气扶阳，运脾逐湿。

【方药】扶阳逐湿汤《温病条辨》或真武汤《温病条辨》。

【组成与用法】

扶阳逐湿汤《湿热条辨》

人参　附子　益智仁　白术　茯苓（原书缺药量用法）

真武汤《伤寒论》

茯苓　芍药　生姜（切）各三两　白术二两　附子一枚（炮，去皮，破八片）

上五味，以水八升，煮取三升，去滓，温服七合，日三服。

2. 阳虚邪陷欲脱

【证候】体温骤降，大汗淋漓，面色苍白，四肢厥冷，唇指发绀，呼吸不匀，或初起神志尚清，旋即神昏而烦扰躁动无力，舌质淡暗，苔灰黑而滑，脉伏而数，或者散乱无根，或者微细欲绝。

【治法】急宜回阳固脱。

【方药】参附龙牡汤，或配合至宝丹一粒，研化服。

3. 阳气暴脱

【证候】突然热势下降，四肢冰凉，面色青灰，冷汗淋漓，皮肤见花纹，斑疹成片，色紫暗，或肢端青紫，呼吸弱，脉微细欲绝。

【治法】回阳救逆。

【方药】回阳救急汤《伤寒六书》。

【组成与用法】

熟附子三钱　干姜二钱　肉桂一钱　人参三钱　白术三钱　茯苓三钱　半夏三钱　陈皮三钱　甘草二钱　五味子三钱

水二盅，姜三片，煎之，临服入麝香三厘调服。中病以手足温和即止，不得多服。

4. 气脱津竭

【证候】身热骤降，面色苍白，气短息微，大汗不止、四肢湿冷，烦乱不安或神昏谵语，斑疹暗晦或突然隐退，或见各种出血，舌淡红，脉微欲绝。

【治法】急则治标，宜回阳固脱，益津救阴。

【方药】生脉散合四逆汤加减。

（三）里虚热证

1. 肺胃阴伤

【证候】身热已退，或身有微热，干咳或痰少，口、鼻、咽、唇干燥而渴，舌干红少苔，脉细数。

【治法】甘凉滋润，清养肺胃。

【方药】沙参麦冬汤《温病条辨》或合五汁饮《温病条辨》。

【组成与用法】

沙参麦冬汤《温病条辨》

沙参三钱　玉竹二钱　生甘草一钱　冬桑叶钱半　麦冬三钱　生扁豆钱半　花粉钱半

水五杯，煮取二杯，日二服。

五汁饮《温病条辨》

梨汁　荸荠汁　鲜苇根汁　麦冬汁　藕汁（或用蔗汁）

临时斟酌多少，和匀凉服，不甚喜凉者，重汤炖温服。

2. 阴虚火旺

【证候】身热不甚，心烦不得卧，口燥咽干，舌红苔黄或薄黑而干，脉细数。

【治法】清热滋阴安神。

【方药】黄连阿胶汤《温病条辨》。

【组成与用法】

黄连四钱　黄芩一钱　阿胶三钱　生白芍一钱　鸡子黄二枚

水八杯，煮取三杯，去滓，纳胶烊尽，再入鸡子黄，搅令相得，日三服。

3. 真阴亏损

【证候】身热不甚，日久不退，午后面部潮红颧赤，手足心热甚于手足背，咽干齿黑，或神倦，耳聋，舌质干绛，甚则紫暗痿软，脉虚软或结代。

【治法】滋补肝肾，润养阴液。

【方药】加减复脉汤《温病条辨》。

【组成与用法】

炙甘草　干地黄　生白芍各六钱　麦门冬（不去心）五钱　阿胶　火麻仁各三钱

水八杯，煮取三杯，日三服。剧者加甘草至一两，地黄、白芍各八钱，麦门冬七钱，日三夜一服。

4. 阴虚风动

【证候】低热，手指蠕动，口角颤动，甚或瘛疭，两目上视或斜视，筋惕肉瞤，心中憺憺大动，甚则时时欲脱，形消神倦，齿黑唇裂，舌干绛少苔或光绛无苔，或焦干紫晦，如猪肝样，脉虚弱或细促。

【治法】滋阴养血，潜阳熄风。

【方药】三甲复脉汤《温病条辨》或大定风珠《温病条辨》。

【组成与用法】

三甲复脉汤《温病条辨》

炙甘草　干地黄　生白芍各六钱　麦门冬五钱（不去心）　阿胶三钱　麻仁三钱　生牡蛎五钱　生鳖甲八钱　生龟甲一两

水八杯，煮取三杯，日三服。

大定风珠《温病条辨》

生白芍六钱　阿胶三钱　生龟版四钱　干地黄六钱　麻仁二钱　五味子二钱　生

牡蛎四钱　麦冬（连心）六钱　炙甘草四钱　鸡子黄（生）二枚　鳖甲（生）四钱

水八杯，煮取三杯，去滓，再入鸡子黄，搅令相得，日三服。喘加人参；自汗者，加龙骨、人参、小麦；悸者，加茯神、人参、小麦。

备注：温疫、疫毒起病即多见表里同病或直中于里，按相应证治并适当加减化裁即可。

后 记

2020年是一个特殊的年份，新年伊始，新型冠状病毒在武汉肆虐，并造成全国八万多人感染。笔者于2月参与我市五例新型冠状病毒肺炎重症的中医救治，其中两例是重症，三例是危重症；危重症的中，医救治中全程使用伤寒论方剂，并取得四例痊愈、一例危重症曾好转的成绩。为避免与论文重复，现简明扼要地将三例危重症治疗总结于下。

病例一：男性，40岁，有高血压病史多年，于2020年2月18日转入我院重症医学科。入院前9天开始出现咳嗽，相继两天后出现发热（38.0℃），头痛及四肢肌肉酸痛不适。因有湖北地区旅行史，外院查胸片示右上肺炎，咽拭子新型冠状病毒核酸检测阳性，故收治入定点医院并予抗病毒、细菌感染及增强免疫力等治疗，病情无好转，出现氧合指数低等情况而转入我院重症医学科。转入监护室后，予经口气管插管接呼吸机辅助通气抢救处理，余治疗同前，并予肠内营养等支持治疗。床边胸片示：双肺中下野见斑片、片状密度增高影，边缘模糊，密度不均匀，病灶较前扩大，双肺门影增大；纤支镜下见各级支气管粘膜稍红肿，支气管内见粉红色泡沫痰；C反应蛋白增高，淋巴细胞绝对值低下，纤维蛋白原定量、D-D二聚体定量明显增高。我于2月22日参与其中医救治。刻诊：经口气管插管接呼吸机辅助通气，药物镇静状态，午后低热（37.8℃），间有咳嗽，吸出黄粘痰，大便二天一次，稍硬，舌淡红，苔黄腻干，脉滑。诊断：新型冠状病毒肺炎（危重型）、高血压病。辨证：痰热瘀（疫）毒闭肺。予麻黄杏仁　甘草　石膏汤，葶苈　大枣　泻肺汤，平胃散加减：炙麻黄10，杏仁10g，石膏25g，羌活10g，藿香10g，葶苈子10g，苍术18g，陈皮8g，厚朴10g，生黄芪15g，黄芩20g，大枣5枚；三剂，日一剂，日胃管鼻饲两次，每次

200mL。四天后拔除气管插管，予高通量氧疗。喜诉服中药后，身体明显感觉舒服。目前仅偶有咳嗽，咯少许黄白粘痰及咽干咽痛不适，无发热，大便稍硬，舌淡红，苔黄腻干，脉滑。二诊：炙麻黄10g，杏仁15g，石膏20g，苍术18g，陈皮8g，厚朴10g，黄芩20g，柴胡15g，泽泻15g，法半夏15g，桑白皮15g，鱼腥草后下20g，甘草5g，三剂，日一剂，日服两次，每次200mL。2月29日，患者改用经鼻导管低流量吸氧，无发热、胸闷、气促，偶有咳嗽；双肺呼吸音稍粗，双肺未闻及明显啰音。病情明显好转，转出我院重症医学科，后咽拭子新型冠状病毒核酸检测连续两次阴性，于3月6日出院并隔离观察。

病例二：女，69岁，患高血压病20余年，于2020年2月5日转入我院重症医学科。湖北老家探亲返回东莞后，于10天前开始出现咳嗽、咯痰不适；接着2天后出现发热，门诊肺部CT提示右中肺炎，咽拭子新型冠状病毒核酸检测阳性，遂立即收治入院。入院后予抗病毒、细菌感染及增强免疫力等治疗。后仍反复午后发热（38.2℃上下波动），间有胸闷、气促发作，大便硬，两至三天一次，听诊双肺呼吸音粗，闻及湿性啰音。复查胸部CT提示肺部病灶较前增多，血氧饱和度下降，出现呼吸困难，予气管插管接呼吸机辅助通气。入住重症医学科后，病情持续加重，出现意识欠清，烦躁，对光反应迟钝，期间还两度出现短暂休克，肺部合并细菌、真菌感染，纤支镜下见各级支气管粘膜红肿严重伴多发糜烂病灶，支气管内大量白色水样泡沫痰及少许血性痰；C反应蛋白增高，淋巴细胞绝对值低下，纤维蛋白原定量、D-D二聚体定量明显增高。诊断：新型冠状病毒肺炎（危重型）、急性呼吸衰竭、高血压病。辨证：痰热瘀（疫）毒闭肺，热闭证。患者意识欠清18天后，我参与其中医救治，于2月23日予小柴胡汤、小陷胸汤合黛蛤散加减：柴胡25g，黄芩20g，法半夏20g，红参20g，黄连10g，瓜蒌皮15g，葶苈子20g，大青叶15g，茯苓10g，甘草5g，蛤壳20g，大枣5枚，二剂，日一剂，日胃管鼻饲两次，每次约150mL。2月25日二诊：柴胡15g，黄芩15g，法半夏20g，红参20g，葶苈子20g，大青叶15g，茯苓10g，甘草15g，败酱草30g，桂枝10g，大黄后下5g，芒硝冲服10g，桃仁15g，大枣5枚；二剂，日一剂，日胃管鼻饲两次，每次约150mL。2月27日，患者神志转清醒，继续以上方加减治疗。3月3日，拔除气管插管，改用高通量氧疗。3月12日，咽拭子新型冠状病毒核酸检测连续两次阴性，痰细菌、真菌培养回报示阴性，转出重症医学科入隔离区观察，处予猪苓汤加益气养阴之品继续治疗，等待出院。

病例三：男，74岁，有高血压病及慢性肾功能不全病史多年，于2020年2月4日转入我院重症医学科。患者于6天前出现发热、咳嗽、咯白粘痰，伴活动后气促；患者有春节前武汉探亲史，胸部CT示双下肺片状密度增高影，咽拭子新型冠状病毒核酸检测阳性，于2月2日收治入定点医院。入院时，患者神志清，双肺呼吸音粗，双肺可闻及散在湿罗音。入院后予抗病毒、细菌感染及增强免疫力等治疗，2天后患者出现病情加重现象，故转入我院重症医学科。转入后第二天，病情急剧加重，予经口气管插管呼吸机辅助通气抢救治疗，2月8日，患者开始出现意识欠清，烦躁；支纤镜下见气管插管可见附壁痰痂，气管、支气管粘膜充血水肿，部分有糜烂，各气管、支气管可见大量黄色水样痰；床边胸片：双肺纹理局部模糊，双肺内可见斑片状、片状密度增高影，双侧肺门影模糊；C反应蛋白增高，淋巴细胞绝对值低下，纤维蛋白原定量、D-D二聚体定量明显增高。其后还两度出现短暂休克，并发现肺部合并细菌、真菌感染，合并支气管、消化道及膀胱出血。此后病情一路加重，出现少尿、呼吸衰竭等，于2月15日加用人工膜肺、肾脏替代等治疗。我于2月24日（患者意识欠清16天后）开始介入中医治疗。刻诊：患者意识欠清，药物镇静状态，少量升压药静脉维持，呼吸衰竭（呼吸机及人工膜肺支持），轻度贫血貌，支纤镜下气管红肿糜烂出血，痰黄粘，午后低热（38.0℃左右），血尿，少尿，皮肤干燥皱瘪，大便两天一次，稍硬或粘糊。诊断：新型冠状病毒肺炎（危重型）、急性呼吸窘迫综合征、多器官功能障碍综合征。辨证：痰热瘀（疫）毒闭肺，热入血室，热闭证。予小柴胡汤合桃核承气汤加减：柴胡20g，黄芩15g，法半夏15g，红参20g，大青叶15g，甘草5g，桂枝5g，大黄后下10g，芒硝冲服10g，桃仁15g，蛤壳先煎20g，仙鹤草15g，北杏15g，厚朴10g；二剂，日一剂，日胃管鼻饲两次，每次约100mL。2月26日二诊：柴胡20g，黄芩15g，法半夏15g，太子参20g，大青叶15g，甘草5g，桂枝5g，大黄后下10g，芒硝冲服10g，桃仁15g，葶苈子15g，茯苓15g，苍术15g，赤芍20g，生地15g；二剂，日一剂，日胃管鼻饲两次，每次约100mL。2月28日三诊：柴胡20g，黄芩15g，法半夏15g，太子参20g，甘草15g，茯苓15g，苍术15g，生地15g，猪苓10g，阿胶烊服18g，苇根20g，泽泻10g，败酱草20g；三剂，日一剂，日胃管鼻饲两次，每次约100mL。3月1日，患者仍未清醒，但床边胸片示：双肺弥漫性多发性斑片状、片状密度增高影，边界模糊，部分融合或小网格状改变，双上肺野病变较前稍吸收，双侧肺门影显示模糊；血尿尿色较前明显转淡，血肌酐水平下降；目前病情轻度好转，伴间有肢体轻微颤动现象，中医考虑病久有热极伤阴动风之兆，故予猪苓汤、千金苇茎汤、升降散合大定风珠汤加减：太子参 20g，甘草 15g，茯苓 15g，苍术 15g，生地 20g，猪苓 20g，阿胶烊服 18g，苇根 20g，泽泻 15g，姜黄 10g，蝉衣 8g，僵蚕 10g，大黄 5g，芙蓉叶 20g，天冬 20g，生牡蛎先煎 20g，龟甲先煎 20g，郁金 15g；二剂，日一剂，日胃管鼻饲两次，每次约 100mL。因处方中有阿胶，造成患者大便色黑，影响监护室判断是否存在消化道出血（虽大便潜血阴性），于 3 月 3 日起停用中药并继续抢救治疗。

在以上三例危重型新型冠状病毒肺炎的中医救治中，我全程使用伤寒论著名方剂，并取得理想成绩，既在一定程度上临床检验了研究《伤寒论》的成果，也验证了我认为疫病传变属伤寒论特殊传变范畴的观点，并充分体现了中医经典《伤寒论》的生命力、古人的经验和智慧。学习和研究经典，远未过时，传承中医，发扬传统文化乃是我们中医人不可推卸的责任。

参考文献

[1] 刘渡舟 . 伤寒论校注 [M]. 北京：人民卫生出版社 ,2013.
[2] 王孝义 . 古本康平伤寒论 (重排本)[M]. 台湾：中国书局出版社 ,2014.
[3] 王琦 . 伤寒论讲解 [M]. 郑州：河南科学技术出版社 ,1988.
[4] 李文瑞 , 等 . 伤寒派腹诊 [M]. 北京：学苑出版社 ,2010.
[5] 李今庸 . 金匮要略释义 [M]. 北京：学苑出版社 ,2018.
[6] 彭胜权 . 温病学 (供中医类专业用)[M]. 上海：上海科学技术出版社 ,1996.
[7] 宋乃光 , 等 . 温病八大名著 [M]. 北京：中国中医药出版社 ,2002.
[8] 马继兴 . 神农本草经辑注 [M]. 北京：人民卫生出版社 ,2013.
[9] 尚志钧 , 等 . 名医别录 (辑校本)[M]. 北京：中国中医药出版社 ,2013.